协和医生答疑丛书

荣获国家科学技术进步奖

中国医学科学院健康科普研究中心推荐读本

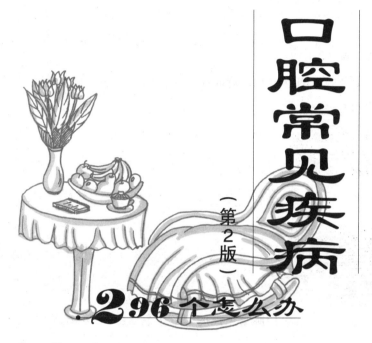

口腔常见疾病（第2版）

296个怎么办

主　　编　吴效民

编　　者　崔　亮　董海涛　吴　青
　　　　　王　威　吴效民　汪晓波

中国协和医科大学出版社

图书在版编目（CIP）数据

口腔常见疾病 296 个怎么办／吴效民主编. —2 版. —北京：中国协和
医科大学出版社，2015.1

（协和医生答疑丛书）

ISBN 978-7-5679-0196-4

Ⅰ. ①口… Ⅱ. ①吴… Ⅲ. ①口腔颌面部疾病–常见病–诊疗–问题解
答 Ⅳ. ①R78-44

中国版本图书馆 CIP 数据核字（2014）第 261599 号

协和医生答疑丛书

口腔常见疾病 296 个怎么办（第 2 版）

主　　编：吴效民
责任编辑：高淑英

出版发行：中国协和医科大学出版社
　　　　　（北京市东城区东单三条 9 号　邮编 100730　电话 010 - 65260431）
网　　址：www. pumcp. com
经　　销：新华书店总店北京发行所
印　　刷：涿州市汇美亿浓印刷有限公司

开　　本：710×1000　1/16
印　　张：11.75
字　　数：150 千字
版　　次：2015 年 4 月第 2 版
印　　次：2023 年 4 月第 10 次印刷
定　　价：28.00 元

ISBN 978-7-5679-0196-4

丛 书 序 言

　　"协和"是中国医学的金字招牌，也是许多中国百姓心中最高医学水平的象征。正是如此，全国各地近些年如雨后春笋般地出现许许多多的"协和医院"。但医学界知道，"协和"有北京、武汉、福建三个老牌医院；对于北方的大多数人而言，"协和"特指北京协和医院和北京协和医学院。

　　"北京协和"联系着黄家驷、林巧稚、张孝骞、吴英恺、邓家栋、吴阶平、方圻等一位位医学泰斗，也联系着一代代"新协和人"的劳动创造。这里有科学至上、临床求真、高峰视野、学养博深等闪光品格，也有勤学深思、刻苦务实、作风严谨、勇于创新等优秀精神。

　　"协和医生答疑丛书"是协和名医智慧和经验的总结，由北京协和医学院和北京协和医院众多专家参与编写，体现了这些专家对疾病的认识和对患者的关怀，更重要的是展示了他们多年甚至是一生临床诊疗的丰富经验。

　　"协和医生答疑丛书"因为其科学性、权威性和实用性，获得中国科普图书最高奖——国家科学技术进步奖二等奖。协和专家长期从事专业工作，写作语言并不十分通俗，也不够活泼，但这些在医学巅峰的医学专家写出了自己独特的经验和独到的见解，给读者尤其是患者提供了最科学最有效的建议。

　　几十年来，全国各地成千上万的患者为获得最好的治疗，

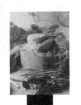

辗转从基层医院到地市医院，再到省级医院，最后来到北京协和医院，形成"全国人民上协和"的独特景观。而协和专家也在不断总结全国各级医院的诊疗经验，掌握更多的信息，探索出更多的路径，使自己处于诊治疑难病的优势地位，所以"协和"又是卫生部指定的全国疑难病诊疗指导中心。

"协和医生答疑丛书"不是灵丹妙药，却能帮您正确认识身体和疾病，通过自己可以做到的手段，配合医生合理治疗，快速有效地康复。书中对疾病的认识和大量的经验总结，实为少见，尤为实用。

袁 钟

中国医学科学院健康科普研究中心主任

2010 年春

前　言

俗话说，"牙痛不算病，痛起来要人命"，牙齿疾病对身体的影响很大。因此，养成良好的口腔卫生习惯，定期进行口腔检查及保健就显得格外重要，当患有口腔疾病的时候应当接受及时有效的正规治疗。

《口腔常见疾病296个怎么办》是协和答疑丛书《口腔常见疾病222个怎么办》一书的再版，分为正常口腔及牙齿的结构、牙齿与牙龈疾病、口腔黏膜病、口腔外科疾病、口腔修复、口腔正畸、种植义齿、口腔预防与保健共八章，采用问答的形式，将有关口腔基础知识及临床工作中经常遇到的、患者最关心的问题，用通俗的语言进行了解答，与第一版相比，这一版的内容去除了上一版中过于专业晦涩的内容和语言，增加了近年来新的口腔材料和技术问题，旨在使广大人民群众通过阅读本书，增强口腔保健意识，学会自我口腔保健，以利于系统地了解口腔疾病的发生和治疗，进而促进口腔疾病的及早预防、及时治疗。因此，本书对患者有很好的指导作用。

本书由北京协和医院的口腔医学博士、主任医师、硕士生导师吴效民教授率领她的团队共同编写。虽然我们努力做了修改和补充，在内容方面可能仍存在不完善和不合理之处，也难免会出现一些遗漏和错误，我们热忱希望广大同行和读者们提出批评和建议。

编　者
2015 年 3 月

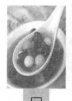

目　录

一、正常口腔及牙齿的结构

1. 口腔是由什么组成的？ ……………………………（ 1 ）

2. 口腔内容物的结构是什么？ ………………………（ 1 ）

3. 人的一生有几副牙齿？各有多少颗？ ……………（ 2 ）

4. 牙齿是怎样萌出的？ ………………………………（ 3 ）

5. 什么是六龄齿？六龄齿有什么重要作用？ ………（ 4 ）

6. 怎样保护六龄齿？ …………………………………（ 5 ）

7. 牙齿的结构是什么样的？ …………………………（ 5 ）

8. 牙釉质和牙骨质的作用是什么？ …………………（ 6 ）

9. 牙本质有什么功能？ ………………………………（ 7 ）

10. 牙髓有什么功能？ …………………………………（ 7 ）

11. 什么是牙周组织？ …………………………………（ 8 ）

12. 牙齿的模样与它们的功能有什么关系？ …………（ 9 ）

13. 牙齿都是只有一个牙根吗？ ………………………（ 9 ）

14. 乳牙和恒牙有什么区别？ …………………………（ 10 ）

15. 牙齿的作用有哪些？ ………………………………（ 11 ）

16. 为什么牙齿排列呈弓状呢？ ………………………（ 11 ）

17. 下颌骨为什么可以做开闭、前后及侧向运动？ …（ 11 ）

18. 人的唾液是怎么来的？ ……………………………（ 12 ）

19. 唾液有什么功能？ …………………………………（ 13 ）

二、牙齿与牙龈疾病

20. 什么是龋齿？它有哪些危害？ ……………………（14）

21. 龋齿真的是"虫蛀"的吗？ ……………………（15）

22. 龋齿的病因是什么？ ……………………………（15）

23. 龋齿初期的表现是什么？ ………………………（16）

24. 是牙医把龋洞"磨大"了吗？ …………………（16）

25. 什么是邻接面龋齿？ ……………………………（17）

26. 什么样的牙齿易患龋齿？ ………………………（18）

27. 为什么儿童和青少年易患龋病？ ………………（19）

28. 儿童龋齿的特点是什么？ ………………………（19）

29. 儿童龋齿的危害有哪些？ ………………………（19）

30. 得了龋齿该如何治疗？ …………………………（21）

31. 为什么要"去腐"和"备洞"？ ………………（22）

32. "垫底"的目的是什么？ ………………………（22）

33. 补牙后可能出现的问题有哪些？ ………………（23）

34. 什么是继发性龋齿？它是怎样发生的？ ………（24）

35. 没有龋齿也会牙痛吗？ …………………………（25）

36. 畸形中央尖有哪些危害？ ………………………（25）

37. 如何治疗畸形中央尖？ …………………………（26）

38. 牙齿敏感是怎么回事？ …………………………（26）

39. 牙本质过敏的症状有哪些？ ……………………（27）

40. 治疗牙齿敏感症的方法有哪些？ ………………（27）

41. 为什么孕期易患口腔疾病？ ……………………（27）

42. 孕期营养与婴儿牙齿发育有哪些关系？ ………（28）

43. 龋病的发生与营养有关系吗？ …………………（28）

44. 牙齿会帮助孕妇"补钙"吗？ …………………（29）

45. 龋病的发生与遗传有关系吗？ …………………（29）

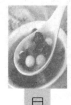

46. 儿童牙齿发育异常是怎么回事？ ……………………（30）

47. 乳牙和恒牙什么时候萌出？ ………………………（31）

48. 牙过早萌出有什么危害？ …………………………（31）

49. 乳牙滞留的原因是什么？应如何处理？ …………（32）

50. 牙齿过晚萌出的原因及治疗有哪些？ ……………（32）

51. 牙齿错位萌出的病因是什么？ ……………………（33）

52. 影响儿童牙齿发育的因素有哪些？ ………………（33）

53. 什么叫四环素牙？有什么表现？ …………………（34）

54. 什么是氟斑牙？它的病因是什么？ ………………（35）

55. 除氟、四环素外使牙齿变色的其他因素有哪些？ …………（36）

56. 牙齿变色该怎么办？ ………………………………（37）

57. 奶瓶龋齿是怎么产生的？ …………………………（37）

58. 什么是儿童的不良口腔习惯？有哪些危害？ ……（38）

59. 得了龋齿不及时治疗会怎么样？ …………………（39）

60. 哪些疾病能引起牙痛？ ……………………………（40）

61. 什么是牙隐裂？原因是什么？ ……………………（41）

62. 牙隐裂有哪些表现？如何治疗？ …………………（41）

63. 什么是根管治疗？ …………………………………（42）

64. 什么是牙齿磨损？ …………………………………（42）

65. 引起牙齿磨损的因素有哪些？危害是什么？
   如何减少牙齿磨损？ ………………………………（42）

66. 夜磨牙是怎么回事？ ………………………………（43）

67. 夜磨牙的病因是什么？ ……………………………（44）

68. 夜磨牙有什么危害？ ………………………………（44）

69. 如何治疗夜磨牙？ …………………………………（45）

70. 什么是牙周病？ ……………………………………（45）

71. 什么会引起牙周病？ ………………………………（46）

72. 什么是牙菌斑和牙石？它们是怎么形成的？ ……（47）

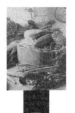
73. 什么是殆创伤？ …………………………………………………（ 47 ）

74. 为什么会"塞牙"？ ……………………………………………（ 48 ）

75. 什么是急性坏死性龈炎？ ……………………………………（ 49 ）

76. 什么是妊娠期龈炎？ …………………………………………（ 50 ）

77. 什么是青少年牙周炎？如何防治？ …………………………（ 50 ）

78. 为什么会有口臭？ ……………………………………………（ 51 ）

79. 口臭如何解决？ ………………………………………………（ 52 ）

三、口腔黏膜病

80. 什么是口腔溃疡？ ……………………………………………（ 53 ）

81. 口腔溃疡为什么会复发？ ……………………………………（ 53 ）

82. 口腔溃疡如何治疗？ …………………………………………（ 54 ）

83. 口腔溃疡的全身治疗方法有哪些？ …………………………（ 54 ）

84. 口腔溃疡的局部治疗方法有哪些？ …………………………（ 54 ）

85. 什么是创伤性溃疡？ …………………………………………（ 55 ）

86. 创伤性溃疡的表现有哪些？ …………………………………（ 55 ）

87. 创伤性溃疡的危害有哪些？ …………………………………（ 55 ）

88. 如何预防创伤性溃疡？ ………………………………………（ 56 ）

89. 什么是白色念珠菌病？ ………………………………………（ 56 ）

90. 白色念珠菌病的病因是什么？ ………………………………（ 56 ）

91. 口腔白色念珠菌病有什么表现？ ……………………………（ 57 ）

92. 白色念珠菌病如何预防？ ……………………………………（ 57 ）

93. 什么是疱疹性口炎？ …………………………………………（ 58 ）

94. 什么是药物过敏性口炎？ ……………………………………（ 59 ）

95. 如何预防药物过敏性口炎？ …………………………………（ 59 ）

96. 家庭预防药物过敏性口炎的方法有哪些？ …………………（ 60 ）

97. 如何治疗药物过敏性口炎？ …………………………………（ 60 ）

98. 什么是口腔黏膜白斑？ ………………………………………（ 60 ）

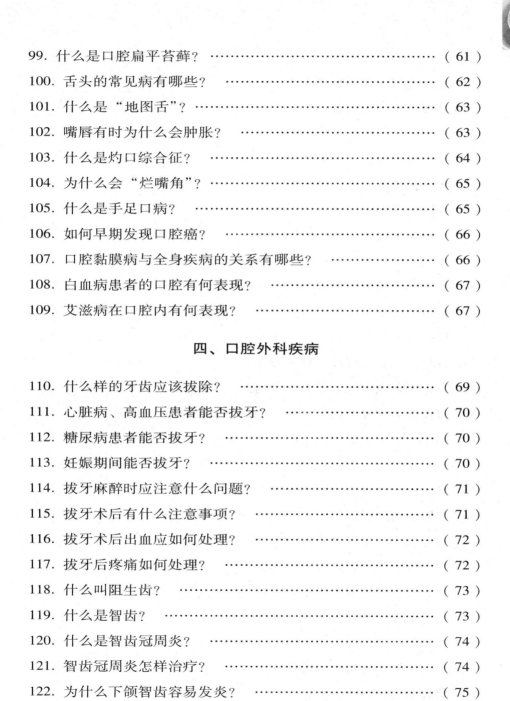

99．什么是口腔扁平苔藓？ …………………………………………（61）

100．舌头的常见病有哪些？ ………………………………………（62）

101．什么是"地图舌"？ …………………………………………（63）

102．嘴唇有时为什么会肿胀？ ……………………………………（63）

103．什么是灼口综合征？ …………………………………………（64）

104．为什么会"烂嘴角"？ ………………………………………（65）

105．什么是手足口病？ ……………………………………………（65）

106．如何早期发现口腔癌？ ………………………………………（66）

107．口腔黏膜病与全身疾病的关系有哪些？ ……………………（66）

108．白血病患者的口腔有何表现？ ………………………………（67）

109．艾滋病在口腔内有何表现？ …………………………………（67）

四、口腔外科疾病

110．什么样的牙齿应该拔除？ ……………………………………（69）

111．心脏病、高血压患者能否拔牙？ ……………………………（70）

112．糖尿病患者能否拔牙？ ………………………………………（70）

113．妊娠期间能否拔牙？ …………………………………………（70）

114．拔牙麻醉时应注意什么问题？ ………………………………（71）

115．拔牙术后有什么注意事项？ …………………………………（71）

116．拔牙术后出血应如何处理？ …………………………………（72）

117．拔牙后疼痛如何处理？ ………………………………………（72）

118．什么叫阻生齿？ ………………………………………………（73）

119．什么是智齿？ …………………………………………………（73）

120．什么是智齿冠周炎？ …………………………………………（74）

121．智齿冠周炎怎样治疗？ ………………………………………（74）

122．为什么下颌智齿容易发炎？ …………………………………（75）

123．智齿是否一定要拔除？ ………………………………………（76）

124．什么叫危险三角区？ …………………………………………（77）

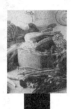

125. 什么是颜面部疖? ……………………………………（ 77 ）

126. 颜面部疖的病因有哪些? ………………………………（ 78 ）

127. 颜面部疖的表现是什么? ………………………………（ 78 ）

128. 颜面部疖的危害有哪些? ………………………………（ 78 ）

129. 应如何正确处理颜面部疖? ……………………………（ 78 ）

130. 牙挫伤后怎么办? …………………………………………（ 79 ）

131. 牙脱位后怎么办? …………………………………………（ 79 ）

132. 牙折后怎么办? ……………………………………………（ 79 ）

133. 什么是癌前病变? …………………………………………（ 80 ）

134. 放疗前应该做什么准备? ………………………………（ 80 ）

135. 放射治疗中可能发生什么反应? ………………………（ 80 ）

136. 什么是流行性腮腺炎? …………………………………（ 81 ）

137. 流行性腮腺炎有什么临床表现? ………………………（ 81 ）

138. 为什么会发生颞下颌关节弹响? ………………………（ 81 ）

139. 为什么会"掉下巴"? ……………………………………（ 82 ）

140. "掉下巴"后应如何处理? ………………………………（ 83 ）

141. "掉下巴"后应注意什么? ………………………………（ 83 ）

142. 导致唇腭裂发生的因素是什么? ………………………（ 83 ）

143. 如何预防唇腭裂的发生? ………………………………（ 85 ）

144. 唇腭裂的治疗有哪些? …………………………………（ 85 ）

145. 什么时候是唇裂的手术时机? …………………………（ 85 ）

146. 什么时候是腭裂的手术时机? …………………………（ 86 ）

147. 唇裂术后如何护理? ……………………………………（ 86 ）

148. 什么是唇裂术后继发畸形? ……………………………（ 87 ）

149. 唇裂术后常见畸形有哪些? ……………………………（ 87 ）

150. 腭裂术后护理应注意什么? ……………………………（ 87 ）

151. 腭裂术后语音训练有哪些? ……………………………（ 88 ）

152. 舌系带过短应如何治疗? ………………………………（ 88 ）

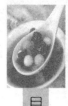
153. 什么是齿槽骨骨尖？ ……………………………………（ 89 ）

154. 何时需要做齿槽骨骨尖修整术？ …………………………（ 89 ）

五、口腔修复

155. 什么叫镶牙？ ………………………………………………（ 90 ）

156. 牙齿拔除后为什么要及时镶牙？ …………………………（ 90 ）

157. 镶牙和补牙有什么区别？ …………………………………（ 90 ）

158. 牙齿缺失后多长时间可以镶牙？ …………………………（ 91 ）

159. 镶牙前患者需接受哪些治疗？ ……………………………（ 91 ）

160. 镶牙前医患交流沟通的内容有哪些？ ……………………（ 92 ）

161. 镶牙时一定要磨牙吗？ ……………………………………（ 93 ）

162. 镶牙时需要调磨哪些牙齿？ ………………………………（ 93 ）

163. 活髓牙磨牙后出现疼痛敏感现象怎么办？ ………………（ 94 ）

164. 什么是牙体缺损？其原因是什么？ ………………………（ 94 ）

165. 牙体缺损的治疗方法有哪些？ ……………………………（ 95 ）

166. 什么是烤瓷冠？它有哪些特点？ …………………………（ 95 ）

167. 烤瓷冠都有哪些种类？临床中如何选择？ ………………（ 96 ）

168. 烤瓷冠修复的适应证和禁忌证有哪些？ …………………（ 96 ）

169. 烤瓷冠修复可不可以不磨或者少磨牙齿？ ………………（ 97 ）

170. "排龈"很痛，可不可以不做？ …………………………（ 97 ）

171. 临时牙冠的作用是什么？ …………………………………（ 98 ）

172. 烤瓷牙的颜色怎么选择？ …………………………………（ 98 ）

173. 什么是全瓷冠？ ……………………………………………（ 99 ）

174. 戴用烤瓷牙需要注意什么？ ………………………………（100）

175. 烤瓷冠的"寿命"有多久？ ………………………………（100）

176. 根管治疗后多久才能进行桩冠修复？ ……………………（101）

177. 什么是贴面修复？ …………………………………………（101）

178. 牙冠戴用后可能出现哪些问题？如何处理？ ……………（101）

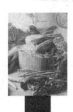

179. 牙齿缺失有什么危害？ ……………………………… （102）

180. 牙齿缺失后有哪些修复方法？ …………………… （103）

181. 什么是固定桥修复？ ……………………………… （103）

182. 什么是活动义齿修复？ …………………………… （104）

183. 为什么镶牙时要咬牙印？ ………………………… （105）

184. 人工牙分几种材料？ ……………………………… （106）

185. 如何选择人工牙？ ………………………………… （106）

186. 义齿基托有几种？作用是什么？ ………………… （107）

187. 初次戴用活动义齿可能出现哪些问题？如何处理？ …… （107）

188. 活动义齿戴用一段时间后会有哪些问题？ ……… （108）

189. 活动义齿能用多久？ ……………………………… （109）

190. 全口义齿修复效果的影响因素有哪些？ ………… （110）

191. 全口义齿修复前需做哪些检查？ ………………… （110）

192. 全口义齿修复前患者需做哪些准备？ …………… （110）

193. 戴用全口义齿应注意哪些问题？ ………………… （111）

194. 什么是即刻义齿？什么样的人可以做即刻义齿？ …… （112）

195. 即刻义齿的优点是什么？ ………………………… （112）

196. 戴用即刻义齿时应注意哪些问题？ ……………… （113）

197. 什么是覆盖义齿？ ………………………………… （114）

198. 覆盖义齿有哪些优点？ …………………………… （114）

199. 戴用覆盖义齿应注意什么？ ……………………… （115）

六、口腔正畸

200. 什么是错𬌗畸形？ ………………………………… （116）

201. 错𬌗畸形的病因是什么？ ………………………… （116）

202. 错𬌗畸形如何矫治？ ……………………………… （117）

203. 什么是牙齿正畸？ ………………………………… （118）

204. 什么情况需要"整牙"？ ………………………… （118）

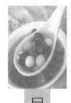

205. 为什么现在大多数孩子都需要矫正牙齿？ ·············· （119）

206. 什么时候是矫正牙齿的最佳年龄？ ················· （120）

207. 是不是每个孩子都要等到牙齿换完后整牙？ ·········· （120）

208. 如果错过 12 岁，是不是会耽误孩子的牙齿矫正？ ······ （120）

209. 牙齿正畸的原理是什么？ ······················ （121）

210. 成人可以矫正牙齿吗？ ························ （121）

211. 牙周病患者一定没办法矫正牙齿吗？ ·············· （122）

212. 孕妇可以矫正牙齿吗？ ························ （122）

213. 为什么矫正牙齿需要拔牙？ ···················· （123）

214. 正畸拔牙都是拔相同位置的牙齿吗？ ·············· （123）

215. 矫治器分哪几种？ ·························· （124）

216. 矫正牙齿有哪些风险？ ························ （124）

217. 牙齿矫正一般需要多长时间？ ·················· （125）

218. 戴牙套后为什么需要定期复诊？ ················· （126）

219. 做过矫正的牙齿更容易松吗？ ·················· （126）

220. 矫正牙齿很疼吗？ ·························· （127）

221. 粘接矫正器对牙齿有损伤吗？ ·················· （128）

222. 去除牙套后，为什么牙齿表面局部发白甚至缺损？ ····· （128）

223. 为什么我想整牙，医生却说需要手术？ ············· （129）

224. 为什么矫正完牙齿还需要戴保持器？ ·············· （129）

225. 保持器有哪些类型？ ························ （130）

226. 保持器需要戴多久？ ························ （130）

227. 什么是阻塞性睡眠呼吸暂停综合征？ ·············· （130）

228. 阻塞性睡眠呼吸暂停综合征有哪些表现和危害？ ······ （131）

229. 为什么会得阻塞性睡眠呼吸暂停综合征？ ··········· （132）

230. 阻鼾器缓解打呼噜的原理是什么？ ··············· （132）

231. 为什么有些人佩戴阻鼾器没有效果？ ·············· （133）

232. 长期佩戴阻鼾器有什么副作用吗？ ··············· （134）

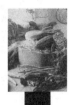

七、种植义齿

233. 什么是种植牙？ ……………………………………（135）

234. 种植牙的优点是什么？ ………………………………（135）

235. 种植牙的适应证是什么？ ……………………………（135）

236. 种植牙的禁忌证是什么？ ……………………………（136）

237. 什么时候种植牙合适？ ………………………………（137）

238. 种植牙的过程是怎样的？ ……………………………（137）

239. 种植义齿成功的标准是什么？ ………………………（138）

240. 种植手术后应注意哪些问题？ ………………………（138）

241. 种植牙失败的原因可能有哪些？ ……………………（139）

242. 为什么种植手术前需制取诊断模型？ ………………（140）

243. 放射影像学诊断在种植术中有什么作用？ …………（140）

244. 什么是种植模板？有什么功能？ ……………………（141）

245. 外科模板是如何制作的？ ……………………………（142）

246. 做种植牙前需要做哪些检查？ ………………………（142）

247. 种植牙前需要做哪些准备？ …………………………（143）

248. 种植修复后应注意哪些问题？ ………………………（144）

249. 种植牙会影响磁共振检查吗？ ………………………（144）

250. 磁共振检查时一定要先摘除口腔内的金属修复体吗？ …（145）

251. 种植牙能用多长时间？ ………………………………（145）

八、口腔预防与保健

252. 口腔保健的方法都有哪些？ …………………………（147）

253. 刷牙的好处有哪些？ …………………………………（147）

254. 为什么要刷牙？ ………………………………………（147）

255. 多长时间刷一次牙？ …………………………………（148）

256. 刷一次牙用多长时间合适？ …………………………（149）

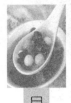

257. 刷牙选用什么样的牙刷好呢？ ……………………（149）

258. 牙刷的起源和发展是怎样的？ ………………………（150）

259. 现在牙刷的种类有哪些？ ……………………………（151）

260. 正确选购牙刷需注意哪些问题？ ……………………（152）

261. 为什么要注意保持牙刷本身的卫生？ ………………（152）

262. 什么才是正确的刷牙方法？ …………………………（153）

263. 刷牙不当也能致病吗？ ………………………………（155）

264. 牙膏的主要成分是什么？ ……………………………（155）

265. 选用什么样的牙膏好？ ………………………………（156）

266. 含氟牙膏真的能防龋齿吗？ …………………………（157）

267. 长期使用含氟牙膏安全吗？ …………………………（157）

268. 牙膏中的摩擦剂对牙齿有磨损吗？ …………………（157）

269. 药物牙膏能治牙病吗？ ………………………………（158）

270. 药物牙膏能长期使用吗？ ……………………………（158）

271. 药物牙膏到底适合什么样的人使用？ ………………（158）

272. 牙膏的作用到底能维持多长时间？长效的概念

可信吗？ ………………………………………………（159）

273. 使用一种牙膏好不好？多久应该换一种牙膏？

怎么换牙膏？ …………………………………………（159）

274. 牙膏价格的高低和品质有关系吗？ …………………（159）

275. 儿童一定要用儿童牙膏吗？ …………………………（160）

276. 儿童选牙膏应该注意什么？ …………………………（160）

277. 美白牙膏能让牙齿变白吗？ …………………………（160）

278. 加了盐的牙膏对牙齿有什么好处？ …………………（160）

279. 泡沫多的牙膏好吗？ …………………………………（160）

280. 牙膏是不是科技含量越高越好呢？ …………………（161）

281. 加钙牙膏能为牙齿补钙吗？ …………………………（161）

282. 有的牙膏含有色素，长期使用会不会让牙齿变色？ ……（161）

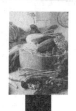

283. 去渍牙膏能去渍吗？对牙齿有损害吗？ ·················（161）

284. 牙膏除了清洁牙齿外还有哪些其他用途？ ··········（162）

285. 为什么进食后要漱口？ ···················（162）

286. 用什么样的水漱口？ ·····················（163）

287. 如何正确漱口？ ·······················（163）

288. 什么是洗牙？ ·························（164）

289. 为什么要洗牙？ ·······················（164）

290. 洗牙后牙齿发酸是什么原因？ ···············（165）

291. 如何正确使用牙线？ ·····················（165）

292. 合理营养摄入对牙齿的重要性是什么？ ··········（166）

293. 什么是叩齿？有什么作用？ ················（166）

294. 叩齿与咀嚼有何区别？ ···················（167）

295. 什么情况不宜叩齿？ ·····················（167）

296. 如何正确使用牙签？ ·····················（168）

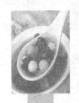

一

正常口腔及牙齿的结构

1. 口腔是由什么组成的?

大家一般理解的口腔是张开嘴巴后看到的部分,这其实只是"固有口腔"部分,位于牙列内侧到咽部之间,上壁为腭、下方为口底,中间容纳舌体。此外,在牙齿与唇颊软组织之间有一个潜在的间隙,称为口腔前庭,这部分对于佩戴义齿的患者意义重大。

事实上,真正的口腔颌面部范围还要更广,相信有患者有这样的经验,脸部外伤到医院后,接诊医生是口腔科医生,这是由于广义的口腔颌面部包括口腔、颌骨、颞下颌关节、涎腺及这些部位周围的软组织。

2. 口腔内容物的结构是什么?

口腔内容物可以分为腭部、舌体和口底三个部分。

固有口腔的上壁是腭部,分隔口鼻腔,以利发音和吞咽。腭前三分之二为硬腭,后三分之一为软腭。软腭后部为游离状,正中有一小舌样突起,称为悬雍垂;软腭两侧向下外方,形成两个弓形黏膜皱襞,前为舌腭弓,后为咽腭弓,两者之间有扁桃体。

舌是口腔的重要器官,舌前三分之二为舌体,舌后三分之一为舌根,舌上为舌背,舌下为舌腹。舌背的黏膜上有很多小的乳头状突起,称为舌乳头。这些乳头形态不同,名称不同。舌的重要作用是味

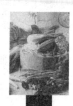

觉，不同部位对不同味道的敏感程度是不同的，舌尖感知甜，舌根感知苦，两前侧感知酸，两后侧感知咸。

舌腹以下和两侧下颌骨体之间的部分称为口底，在口底正中有舌系带与舌腹相连，舌系带两侧各有一乳头状突起为舌下肉阜，颌下腺导管开口于此。肉阜的后方有黏膜皱襞，为舌下腺导管的开口之处（图1）。

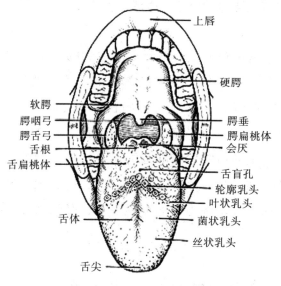

图1 口腔内容物的结构

3. 人的一生有几副牙齿？各有多少颗？

人的一生中共有两副牙齿，一副乳牙，一副恒牙。乳牙共20颗，上下左右侧各5颗，从6个月左右开始萌出，到两岁半时建立咬合。乳牙会伴随人成长到6岁，以"六龄齿"的萌出为界限，开始进入换牙时期。整个换牙期持续数年，也被称作"丑小鸭"期，是因为恒牙萌出，乳牙脱落导致口腔中牙齿总是错落不齐，影响美观。恒牙数目为 28~32 颗，上下左右侧各 7~8 颗，这副牙齿将使用终生。损坏缺失后，不会再有继承牙齿，应该及时修复。需要说明的是，牙弓最后一颗牙齿，也就是智齿，并不是每个人都会长，也不是都会长 4 颗，变异情况很多（图 2）。

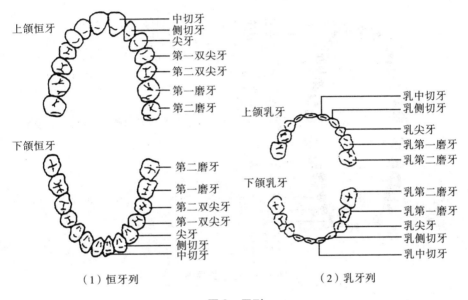

上颌恒牙 —— 中切牙
—— 侧切牙
—— 尖牙
—— 第一双尖牙
—— 第二双尖牙
—— 第一磨牙
—— 第二磨牙

上颌乳牙 —— 乳中切牙
—— 乳侧切牙
—— 乳尖牙
—— 乳第一磨牙
—— 乳第二磨牙

下颌恒牙 —— 第二磨牙
—— 第一磨牙
—— 第二双尖牙
—— 第一双尖牙
—— 尖牙
—— 侧切牙
—— 中切牙

下颌乳牙 —— 乳第二磨牙
—— 乳第一磨牙
—— 乳尖牙
—— 乳侧切牙
—— 乳中切牙

（1）恒牙列　　　　　　　　　　　（2）乳牙列

图 2 牙列

4. 牙齿是怎样萌出的？

牙齿是由包埋于颌骨中的牙胚钙化发育而来。随着颌骨的发育，牙胚逐渐突破牙龈，显露于口腔为萌出。一般来说左右同名牙多同时萌出，且下颌牙的萌出都略早于上颌同名牙。第一个萌出的乳牙是乳下前牙，在出生后 6~8 个月萌出，到 2 岁半左右乳牙长全。第一个萌出的恒牙是下颌第一恒磨牙，在 6 岁左右萌出，也就是大家熟悉的"六龄齿"。到 12~13 岁所有的乳牙均被恒牙所替换。在第一个恒牙

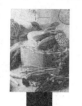
萌出到最后一个乳牙脱落这段时间，口腔内既有乳牙又有恒牙，称为混合牙列期。有时由于乳牙滞留，恒牙在乳牙的唇颊侧萌出，因而易被误认为是错位牙而要求拔除。此时如及时将滞留乳牙拔除，恒牙往往可以恢复到正常位置（图3）。

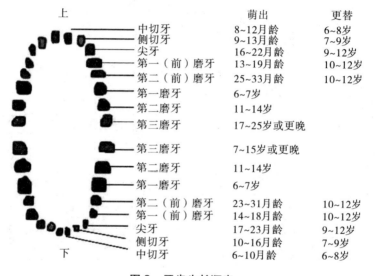

图3　牙齿生长顺序

5. 什么是六龄齿？六龄齿有什么重要作用？

下颌第一磨牙是最早萌出的恒牙，常于6岁左右萌出，故被称为六龄齿。

六龄齿位于牙弓中段，一般来说位置比较恒定，不容易移位。它是整个牙弓的支柱，对于保持上下牙弓之间的正常咬合关系以及维持面部下1/3的高度起重要作用。六龄齿的咬合面是最宽的，牙尖也最多，它是咀嚼功能最强的牙齿。由于六龄齿萌出早，是儿童换牙期较早萌出的牙齿，不少家长误以为它是乳牙，即使发现患了病，也认

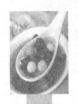

为，反正是乳牙就不及时到医院治疗，一直到它烂掉，这时可就追悔莫及了。少了六龄齿不仅会降低咀嚼功能，还可能引起其他牙齿位置的改变，特别是在少年儿童发育的时候，会使面部和颌骨的发育产生障碍，人为地造成缺陷。因此对于六龄齿要与其他乳牙区别开来，需要认真加以爱护，特别是要注意有无龋齿的发生。当然，除了六龄齿外，在六龄齿周围的乳磨牙也要注意保护，它们会对六龄齿长在正确的位置上起重要作用，一般不要随便拔除。

6. 怎样保护六龄齿？

六龄齿刚萌出时表面不平，有许多小的沟窝凹陷，常易残留食物残渣，加之儿童刷牙时往往不能彻底地清洁这些区域，久而久之，在这些地方就会形成龋洞。新生牙的龋坏往往发展得较迅速，如不及时治疗就会影响牙髓，甚至形成残冠、残根。

那么，应当怎样保护六龄齿呢？概括来说，就是"平时注意，积极预防，早期治疗"。首先，应当从小养成良好的口腔卫生习惯，掌握正确的刷牙方法，在每次进食半小时内及时刷牙，去除食物残渣。在萌牙初期，注意少吃糖和含糖量高的食物，尤其不要在睡前吃，吃完糖后最好漱口。刷牙时可以选用含氟的牙膏预防龋齿。定期接受口腔检查是积极预防的重要手段，可以早期发现问题。最有效的预防方法是在六龄齿刚萌出后即进行窝沟封闭，就是用高分子的防龋涂料把容易发生龋坏的窝沟封闭起来，使食物和细菌不能进入，从而达到防龋的目的。如果预防效果不好，仍然发生了龋齿，则应该早期治疗，及时充填，避免小洞变大洞，大洞变牙痛。

7. 牙齿的结构是什么样的？

从牙齿的形态上来看，当牙齿由牙槽骨萌出以后，露在牙龈以上

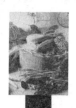
的部分是牙冠，埋在牙槽骨中的部分是牙根。假如取一颗牙齿从中间把它剖开，从它的侧面观察，会发现牙齿是由外向内共三层结构组成的。牙冠最外面的一层是坚硬的牙釉质，而牙根部的外层硬组织叫牙骨质，牙釉质和牙骨质的内层是牙本质，牙本质内是中空的髓腔，髓腔内容纳着牙髓，也就是大家平时说的"牙神经"。

牙齿生病时，一般先是外部的硬组织破坏形成牙洞，牙洞不断变大变深，累及牙神经，形成牙痛。在牙痛发生前，牙医都可以用材料将牙齿上的洞修补完全，牙神经发炎后，就必须进行根管治疗，也就是大家熟悉的"杀神经"，需要将牙齿内部的神经去除，并将牙齿中间空心的部分填满，再进行牙齿外部形态的恢复。临床上，这部分疾病应该于牙体牙髓科就诊（图4）。

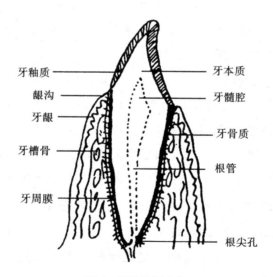

图4 牙体牙周组织

8. 牙釉质和牙骨质的作用是什么？

牙釉质和牙骨质是牙齿的外衣，也是牙齿最坚硬的部分。牙釉质是一种半透明的钙化组织，含 90% 以上的无机物，据说它的硬度仅次于金刚石，通常呈乳白色或淡黄色。由于牙釉质是在牙齿的最外表，所以这些颜色也就是平常我们看见的牙齿颜色。有时我们又称牙釉质为珐琅质，因为牙釉质的质地类似一种原产国外的工艺品的材料，富有光泽。牙釉质不仅可以保护牙齿内层的其他组织结构，隔绝外部刺激，还有咀嚼坚硬东西的功能。当牙釉质发生缺损时，最常见的症状就是牙齿敏感。

牙骨质为淡黄色，硬度低于牙釉质，包裹在牙根表面。其表面包埋有牙周膜纤维，由后者悬吊固定在牙槽窝中。同牙釉质隔绝外界刺激的能力不同，牙龈退缩牙根暴露后，牙骨质直接接受外界刺激，也会发生敏感。

9. 牙本质有什么功能？

牙本质在牙釉质和牙骨质内层，为淡黄白色，占牙齿体积的大部分，构成了牙齿的主体，显微镜下观察牙本质由许多牙本质小管组成，小管内有神经末梢的突起。所以，当龋病发展至牙本质层或由于磨耗、外伤等原因导致牙本质暴露时，常常引起冷、热、酸、甜疼痛的感觉，这种称为牙本质敏感的疾病是与牙本质的解剖特点息息相关的。牙本质的硬度比牙釉质要低，但仍比人体骨骼的硬度强，并且由于带有微小空腔结构的牙本质小管的存在，使得它具有一定的弹性，一方面对内可以保护牙髓，另一方面对外可以支持牙釉质。

10. 牙髓有什么功能？

牙齿的最里层是牙髓组织，这是牙齿具有生命的基础，它是由神经、血管和其他一些软组织构成的，神经组织可以使牙齿有感觉，血管则为牙齿提供了自身生长所需的营养。牙髓一旦坏死或拔出，牙体硬组织常常变脆而易碎。牙髓组织中的神经可以通过牙本质小管一直延伸到牙本质表层，成为细小的神经末梢。如果因最外层的牙釉质遭到破坏，露出了牙本质，吃东西时碰到神经末梢，就会产生酸痛的感觉。相反，因为神经末梢并不分布在牙釉质，所以不管如何磨损牙釉质都不会产生酸痛的感觉。将牙冠和牙根连在一起的叫牙颈部，此处牙釉质比较薄弱，如果没有使用正确的刷牙方法刷牙，就很容易将这里的牙釉质磨损，暴露出牙本质，出现遇冷风或冷水刺激牙根部酸疼的症状。

牙髓组织所处的空腔称为牙髓腔，牙髓腔延伸到牙根的部分叫做根管，一般后牙都会有好几个牙根，那么就会有好几个根管。牙髓腔以及根管是一个连通的空腔结构，当牙髓有炎症时，产生的脓液积存在封闭的牙髓腔和根管里，压迫牙神经，就会引起剧烈的牙疼。

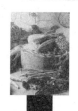 11. 什么是牙周组织？

顾名思义，牙周组织就是牙齿周围的全部组织，包括牙槽骨、牙周膜及牙龈。对牙齿起支持、固定及营养作用。也是口腔门诊中牙周科的主要治疗对象。

牙槽骨为颌骨包埋牙根的部分，是支持牙齿的重要组织。一些口腔疾患比如牙周炎和根尖炎可引起牙槽骨的吸收破坏；老年人也可由于生理改变而导致牙槽骨萎缩。

牙周膜为纤维结缔组织，一端包埋于牙根的牙骨质中，另一端埋入牙槽骨中，使牙齿固定于牙槽窝中，并可缓冲咬合力。牙周膜内血管神经丰富，对牙齿有营养作用及感觉功能。

牙龈为覆盖于牙槽嵴及牙颈部的口腔黏膜。正常的牙龈组织呈粉红色，坚韧而有弹性，两牙之间的牙龈向上突起称龈乳头，牙龈在牙颈部与牙齿紧密相连，其游离缘与牙冠之间有一个潜在的间隙，深度不超过2毫米，称为龈沟。

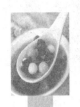

12. 牙齿的模样与它们的功能有什么关系？

牙齿生长在上下颌骨的牙槽突上，像射箭用的弓一样排列。如果你对着镜子张开口仔细观察，会发现虽然牙齿都有牙冠和牙根，但是它们的外表却不尽相同，有的尖、有的方、有的宽、有的窄，这是为什么呢？牙齿的形态是人类在长期进化过程中形成的，现代人的生活条件比数十万年前的原始人好多了，不需要吃野生的坚硬食物，所吃的东西大都是易于咀嚼的，因此牙齿比原始人缩小了许多。尽管如此，由于不同的牙齿承担不同的工作，它们的形状基本保留了下来。

正中间上下四颗方方的牙齿叫做门牙，有些人形象地称它们为"板牙"，它们就像锋利的刀子一样，可以切割食物。在门牙旁边的牙齿前头带有尖端，所以叫做尖牙，又称犬齿，有撕裂食物的功能。犬齿是肉食类动物牙齿的特点之一，像老虎、狮子等凶猛的动物，它们的犬齿特别多也特别长，使之更容易撕裂其他动物的皮肉。人类的尖牙虽然比不上这些猛兽，但是由于远古人类也捕食其他动物，具有犬齿的特点也保留了下来。尖牙的后面是双尖牙，只有恒牙时才具有，在儿童口内往往会看不到。双尖牙的前头是两个尖，作用是压碎食物。在口腔最后面不易看清的扁平牙齿是磨牙，上下左右各三颗。磨牙就像捣药用的臼，当上下磨牙相对一磨时，可以把食物碾碎，甚至磨成粉末，而且由于咬合面积大，咀嚼力也强。牙齿各自分工，各司其职，共同完成进食的工作。

13. 牙齿都是只有一个牙根吗？

答案是否定的，不同的牙齿牙根的数目也不相同。

一般来说前牙（切牙、尖牙）及双尖牙为单根牙，但上颌第一双

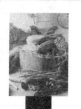
尖牙根中部和尖部有时有分叉。磨牙均为多根牙，下颌磨牙一般为双根，上颌磨牙一般为三根，第三恒磨牙的根常有变异，有时融合为一个根（图5）。

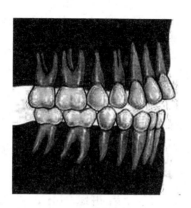

图5　牙根形态

14. 乳牙和恒牙有什么区别？

从牙的外形上看，乳牙与恒牙相似但又有所不同。乳牙的牙体较恒牙小，牙颈部更为缩窄，牙冠色较白，硬度相对较低，且乳磨牙根分叉的角度也较恒牙大。除了形态上的差别，在牙齿排列上，与恒牙相比，乳牙很少有牙齿拥挤的现象，上牙覆盖下牙的程度一般比较深。但是，乳牙期排列整齐漂亮的牙，到了恒牙期却未必整齐，除了因为乳牙跟恒牙大小不一之外，更重要的是，换牙时期，包括颌面部骨骼在内的所有结构都有生长变化。同样，乳牙缺失与恒牙缺失之间也没有必然联系。

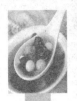

15. 牙齿的作用有哪些?

关于牙齿的作用,大家最为熟悉的就是吃东西。作为一个咀嚼功能器官,牙齿通过切割、撕裂、研磨等机械性过程,在唾液酶的作用下对进入口腔的食物进行初步消化。同时,正常的咀嚼力对牙周组织起生理性刺激的作用,可增进牙周组织的健康及颌骨的发育。这是一些老年人推崇"叩齿"运动的生理依据。

此外,牙齿对发音的准确性、清晰度也有着重要的影响。当牙齿缺失,尤其是门牙缺失时,很多齿音和唇齿音的发声会有困难,"说话漏气"有时就是由于牙齿原因造成的。

第三,牙齿及牙槽骨的支持对于保持面部正常的形态也是至关重要的。多数牙或全口牙丧失的患者如不及时进行修复治疗,往往影响面容,看上去缺乏精神,面容苍老。

16. 为什么牙齿排列呈弓状呢?

我们的牙齿是按弓状排列的,为什么这样排列呢?同人体其他器官一样,牙齿排列也是长期选择主动进化形成的精妙结果。从科学角度来看,弓形能承受最大的压力,牙齿按弓形排列是为了使咀嚼力量均匀分布,避免单颗的牙齿局部承受很大的压力引起受伤、折裂,同时弓形排列的牙齿也可以缓解咀嚼时的力量对颞颌关节的冲击,缓解关节压力,延后关节磨损出现的时间。

17. 下颌骨为什么可以做开闭、前后及侧向运动?

当我们说话和咀嚼时下颌骨可以灵活而随意地做开闭、前伸和转向运动。这是由于在口腔颌面部有一个唯一活动的关节——颞下颌关节，所有下颌的运动都与其有关。也有人描述下颌骨是经由颞下颌关节"悬吊"的一块马蹄形骨骼。

颞下颌关节由颞骨的下颌关节凹、下颌骨的髁状突及二者间的关节盘、关节周围的关节囊和关节韧带所组成。颞骨的下颌关节凹、髁状突的表面均有纤维软骨覆盖，以缓冲咀嚼压力。关节盘亦由坚韧、致密的纤维软骨组织构成并将关节腔分为上下两腔，当关节周围肌肉、韧带及关节盘出现问题时会导致关节的运动失调，而引起耳前区疼痛和张闭口弹响等症状，在临床上称为颞下颌关节紊乱综合征。需要说明的是，即使没有咬合诱因和其他病理性因素，颞下颌关节与全身其他骨关节一样，随着年龄增长，也会出现退行性变，发生弹响、疼痛、开口受限三大关节症状。

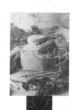

18. 人的唾液是怎么来的？

在正常人的口腔里存在着唾液，唾液对于口腔正常的生理功能必不可少，人的唾液是由口腔内的唾液腺分泌而来的。

在人的口腔中有三对大的唾液腺：腮腺、颌下腺和舌下腺。腮腺是唾液腺中最大的，位于外耳道的下前方，其导管开口在与上颌第一磨牙相对应的颊黏膜上。腮腺的分泌液为清淡的浆液。颌下腺位于颌下三角区，舌下腺位于口底，这两个腺体均是混合性腺体。但颌下腺的分泌液以浆液性为主，而舌下腺则以黏液性为主。两个腺体在口腔内的导管开口分别位于舌系带两侧的舌下肉阜和口底的舌下皱襞。另外，在唇、颊、腭、舌的黏膜下还有许多小腺体，开口于黏膜表面，分泌黏稠液体。人们有时可以在下唇内侧的黏膜上发现小而圆形的突起，咬破后可流出少量黏稠液体，不久又鼓起，这即为黏液腺囊肿，是由小腺体导管堵塞引起的。

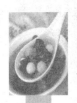

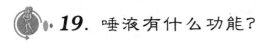

19. 唾液有什么功能?

唾液是无色、稀薄的液体，新鲜的唾液 pH 值略呈酸性，它的成分复杂，而且不恒定，但主要成分是水，占99%以上。其余为固体成分，包括有机物，如各种酶、血清蛋白、黏液素等，无机物主要为钠、钾、氯、磷酸钙和重碳酸盐。

唾液润滑口腔、浸润食物，有利于吞咽及发音。唾液中的黏糖蛋白可以吸附于口腔黏膜及牙齿表面，因而具有保护作用。唾液具有机械性清洗的作用，可以将存留于口腔内以及牙齿表面的食物残渣、细菌等冲洗掉。此外，唾液中的溶菌酶等成分还具有杀菌作用。对于佩戴全口义齿的患者，唾液还可以增加义齿的附着力。

唾液的分泌是受大脑皮层控制的，成人每天的分泌量为 1~1.5 升。很多因素可以影响唾液的分泌，如饮食、年龄或是唾液腺的病变。由于各种原因而引起的唾液量减少，不仅会影响口腔的正常生理功能，还会造成口腔黏膜和牙齿的病变，如口干症的患者，由于唾液分泌极少，会诱发全口牙齿的龋坏。

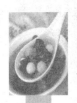

一、正常口腔及牙齿的结构

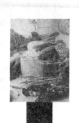

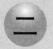

牙齿与牙龈疾病

20. 什么是龋齿？它有哪些危害？

龋齿，许多人习惯称之为"蛀牙""虫牙"或"虫吃牙"，相信每个人对它都不会感到陌生。它是指在外界各种因素的共同影响下，牙齿本身的牙釉质、牙本质或牙骨质发生的一种进行性破坏的疾病。龋齿是人类广泛流行的一种慢性疾病，有着悠久的历史。在25万年前人类的头骨上就已经发现有龋齿。龋病是口腔的常见病和多发病，已被世界卫生组织（WHO）定为危害人类健康的三大非传染性疾病之一。这并不是指龋病像癌症、心血管病那样危及人们的生命，而是指其发病广泛、人类为此付出的巨大代价而言。据我国第二次口腔流行病调查结果显示，当时全国约有龋齿20亿颗，按补一颗牙最少花费30元计算，20亿颗牙将花费600亿人民币。而且，在这同时，新的龋齿还在不断地出现，这样的恶性循环给人类造成了巨大的损失。龋病对人类口腔健康危害很大，如果不及时治疗，还会引起牙髓病变，产生剧烈的疼痛，导致患者坐卧不宁。它通过破坏牙齿的完整性，从而影响咀嚼功能，妨碍消化，危害人类的健康。这种疾病的进展是非常缓慢的，在其缓慢病变的过程中，有相当一段时间不会引起什么症状，往往不容易被人们察觉，因此得不到早期治疗。另外，龋病及其继发的疾病，在一般情况下，不会危及人们的生命，通常不会受到人们的重视，这样就加重了龋病危害的严重性。

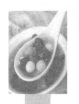

21. 龋齿真的是"虫蛀"的吗？

平常大家称龋齿为"虫牙""蛀牙""虫吃牙"，从这些大众化的称呼中，我们不难看出在人们的观念中龋齿是与"虫"有一定关系的，对于龋齿发生的真正原因，开始人们没有认识清楚。现代医学也是经过一段时间才统一认识清楚的。其实龋齿的发生是和虫子没有任何关系的。那么，这种民间流传的说法是怎么形成的呢？这是因为患龋齿的牙齿表面一般会被腐蚀出一个个小窟窿，形状非常像被虫子蛀过。早在4000多年前就有泥碑记载着龋齿是由牙虫引起的。古代的人医学水平受限，不能找出龋齿发生的真正原因，所以会认为龋齿是虫牙，但现代有些人仍认为龋齿是虫牙蛀的，这就不对了，应当多了解有关牙病的科学知识。

22. 龋齿的病因是什么？

对于龋齿真正发生的原因，现代医学也是经过了一段时间才统一认识清楚的。目前认为龋齿是多种因素相互作用的结果，包括宿主、微生物、饮食和时间四种主要因素，医学上称为四联因素，缺少任何一种因素的参与都不可能发生龋齿。宿主是指人体自身，微生物指口腔内的细菌，饮食指含糖类较多的食物，时间指发生龋齿的作用时间。概括起来，龋齿发生的原因是：每个人的口腔中在正常情况下都存在着很多种细菌，其中数量较多的是乳酸杆菌和变形链球菌，它们属于产酸细菌。当产酸细菌与食物成分中的碳水化合物作用时就产生酸，这些酸会与牙釉质发生反应，使牙釉质表面脱钙、软化，于是就出现了牙洞。但是龋齿产生需要一个过程，从开始到能看出有洞大概需要1年半的时间。另外，宿主情况的不同也有区别。有些人比较注意口腔卫生，牙齿的钙化程度比较好，就不容易发生龋齿；而有些人

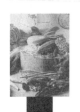
牙齿排列不齐，容易积存食物，又不注意好好刷牙，就容易发生龋齿。食物中的碳水化合物主要来自糖类，其中蔗糖在食物中最丰富，它引起龋齿的作用也最强，当进入口腔后，细菌直接利用这些糖类加速繁殖，产生大量的酸，腐蚀牙齿表面，这也是过去常说多吃糖容易使牙齿变坏的原因。

23. 龋齿初期的表现是什么？

龋齿是一种进展缓慢的疾病，刚开始发生的时候，患者基本上没有什么不舒服的感觉，因为这时龋病的破坏还只限于牙齿最外层的牙釉质。牙釉质虽然是人身上最坚硬的组织，但是它没有知觉。这一时期虽然还没有症状，然而病牙实际上已经发生了变化。病变地方的牙釉质出现了色斑，颜色灰白但没有光泽，随着病变的发展，逐渐变成黄褐色，进一步就会形成浅浅的龋洞。在牙齿咬合面的沟裂里，早期的龋齿表现为黑色的损伤，用口腔科的探针进行检查时，损坏的地方能够把探针勾住，说明已经产生了龋洞。因此尽管很难通过自我感觉发现自己开始得了龋病。但还是有一些信号提示龋病的发生，如白垩斑、色素沉着及龋洞形成。对于这种早期的牙釉质龋病，一旦发现，不能因为没有痛苦就加以忽视，而应该做早期处理，阻止它继续发展。

24. 是牙医把龋洞"磨大"了吗？

常听到有些患者抱怨说，本来自己的牙洞很小，补牙时牙医却把牙洞磨大了，其实，这是一种误解。对许多到医院治疗龋病的患者来说，最感到恐惧的是牙医制备洞形即钻牙的过程。而且，由于他们对备洞的具体情况不太了解，也会对此产生许多疑问，比如"医生可不可以给我少钻去一点牙？""我的牙来看病时只有一个很小的洞，可是

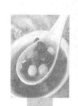

医生钻完牙后却成了一个大洞。是不是医生给我把牙钻坏了呢？"实际上，备洞时也是有一定要求的，不能随便地多钻牙或少钻牙。了解一些备洞的要求和步骤，可以使我们少一些这方面的疑问。

牙医备洞时一般分下面几步。

（1）寻找入口，开阔洞口：在备洞时，如果洞口较小或位于隐蔽位置，应该先选择合适的进入方式，暴露和扩大洞口，使龋洞充分暴露并使器械能够顺利置入，有时洞口隐蔽则需要磨除部分健康牙体组织，才能暴露出病变区。

（2）去除腐质：原则上龋洞内的龋坏软化的腐质应该彻底去除干净，以免引起继发龋。有些龋洞表面上看洞口很小，但是在其下方却有大量软化的腐质，完全除去后可能会成为较大的洞，而并非牙医把牙钻多了。相反，如果牙医没有将这些腐质去净，则会留下大量细菌，一段时间后会产生继发龋，损失会更大。

（3）设计并制备洞形：根据龋洞的形状、牙体本身的窝沟形态以及所涉及的牙面和范围，牙医会按照洞形设计原则，从生物学观点出发，将窝洞制备成一定形状。以使充填体不致松动和脱落，并且充填体和牙齿组织都能承受正常咀嚼力，不致折裂或劈裂。

（4）清理洞形、完成：这一步要仔细检查洞形是否达到要求，清除洞内碎屑，清理干净后即可进行充填。

具体到每一个龋洞，其制备后的形状都不是完全相同的，但也不能随意地少磨或多磨牙。

25. 什么是邻接面龋齿？

龋齿发生于两颗牙相邻的地方，叫做邻接面龋齿。由于一般人牙齿排列紧密，两颗牙之间挨得很紧，也就是说牙缝小，所以这种龋齿在早期特别是没有症状的情况下，很难被发现，即使有了症状，肉眼也看不到，只有当口腔科医生用探针探查或者照 X 线片后才能证实。

所以，遇冷、热、酸、甜发生牙痛而表面又看不见龋洞，并不一定是没有龋齿，因此，如果发现牙齿表面有墨浸状、白垩状，或对酸、甜、冷、热等刺激性的东西敏感时，很有可能是患了龋病。此时要及时到口腔科就诊，医生可根据龋齿的不同情况，采取不同的治疗方法，终止龋齿继续发展。

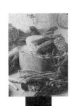

26. 什么样的牙齿易患龋齿？

每个人有 28~32 颗牙齿，但是它们发生龋齿的机会是不一样的。龋齿的发病不分种族、地区、年龄、性别。无论乳牙或恒牙，萌出后不久即可发生龋齿。龋齿发病最活跃的年龄阶段是 11~19 岁，此期发病率最高；成年时期的发病比较稳定；老年时期发病率又有所升高。因此，对青少年来说，养成良好的口腔卫生习惯，预防龋病的发生更是至关重要的。

不同牙齿和不同牙面在不同时期对龋的易感性不同。乳磨牙和恒磨牙患龋齿的机会最多，其次是双尖牙。因为这些牙的沟窝较多，更容易贮存食物的残渣和细菌。牙齿的咬合面窝沟最易患龋，其次是邻面和牙颈部。不同牙面对龋的易感性随年龄而变化。少年时期咬合面龋的易感性最高，成年以后咬合面龋的易感性有所降低，但邻面龋的易感性相对升高。龋齿患病还有上颌牙比下颌牙更易患龋和两侧对称性的特点。

另外，牙齿排列不整齐、拥挤、重叠，容易产生不易清洁的间隙，有利于龋病的发生。因为这些地方容易积存食物和细菌，也就容易产生龋齿。因此，牙列不齐的人更应该认真刷牙，并结合牙线等专用工具，保持良好的口腔卫生状态。

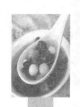

 27. 为什么儿童和青少年易患龋病？

在发生龋齿的人中，儿童和青少年最为常见，这是为什么呢？首先是因为儿童和青少年很多人都还存在乳牙，而乳牙同恒牙相比钙化程度比较差，表面不如恒牙坚硬，对细菌腐蚀的抵抗能力也差。其次是因为小孩常喜欢吃甜食，供细菌利用的碳水化合物就多，加上儿童不易养成定期定时刷牙的习惯，如果清洁口腔的工作不及时或不正确，食物的残渣更容易留在口腔里，特别是粘在牙面和塞在牙缝里，这就为细菌产酸，破坏牙齿提供了条件。

28. 儿童龋齿的特点是什么？

乳牙发生的龋齿与恒牙发生的龋齿有一些不同。首先，乳牙龋齿可以在几颗牙或更多的牙上同时发生，一颗乳牙也可以同时有好几处发生，两牙相邻的部位常同时有破坏。分布具有对称的特点，当医生检查的时候，往往发现在一侧乳磨牙相邻的地方有龋齿，另一侧相对应的部分也有龋齿，有时候甚至上、下、左、右四处邻接面同时发生龋齿。这种现象可能与对称部位牙质条件相似有关。其次，乳牙龋齿发生发展得比恒牙快，也就是说龋齿破坏、穿透牙本质的时间比较短，容易侵犯到牙髓。特别是后面的乳磨牙如果生了龋齿，发展起来很快，若得不到及时处理，很快就可以发生牙髓炎、牙槽脓肿。再者，乳牙龋齿好发部位与恒牙不完全相同，例如乳牙光滑面经常有龋，下颌前牙龋齿也很常见，而在恒牙，这些部位就很少发生龋齿。

29. 儿童龋齿的危害有哪些？

有些家长不重视自己孩子的乳牙。他们认为，乳牙迟早要被恒牙

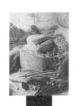
替换，因此乳牙的龋齿不用治疗。这种观点是非常错误的。乳牙龋病的危害既影响局部也影响全身，特别是乳牙龋造成的后果，有时比恒牙龋更为广泛，更严重。其危害主要有以下几点。

（1）影响咀嚼功能：由于咬合面龋坏，患儿咀嚼食物时发生疼痛，因此不敢用力咀嚼，致使食物不能很好地嚼碎，影响患儿的消化吸收。邻面龋坏破坏了牙齿的正常接触关系，造成纤维多的食物塞牙，因此有的孩子拒绝吃蔬菜，使儿童营养失调。

（2）影响恒牙发育：乳牙龋坏如果治疗不及时，发展到根尖炎症，会对其下方的恒牙胚发育造成影响。常见的影响有恒牙釉质发育不良和含牙囊肿，严重时还会使恒牙胚不发育或造成始基囊肿。

含牙囊肿：又称滤泡囊肿，是因囊肿内含有一个或数个牙齿而得名。囊肿生长缓慢，为膨胀性生长，临床表现和始基囊肿相似。穿刺可得草黄色囊液，在显微镜下可见到胆固醇结晶。

含牙囊肿发病年龄高峰在10~39岁；在儿童期，含牙囊肿的发生率较其他颌骨囊肿略高。男性患者多于女性。发病部位和年龄有关：10岁以内患者病变多位于下颌前磨牙，10~20岁患者病变多位于上颌恒尖牙、下颌第三磨牙和下颌第二前磨牙，20岁以上患者病变多位于下颌第三磨牙。

始基囊肿：发生于成釉器发育的早期阶段，牙釉质和牙本质形成之前，在炎症或损伤刺激后，成釉器的星网状层发生变性，并有液体渗出，蓄积其中而形成囊肿。

囊肿多见于青少年。初期无自觉症状。若继续生长，骨质逐渐向周围膨胀，则形成面部畸形，在不同部位可出现相应的局部症状。

（3）影响恒牙萌出：由于乳牙起着恒牙向导的作用，继承恒牙沿

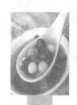

着乳牙的位置萌出；如果乳牙因龋坏早失，会使邻牙发生移位，使继承恒牙因间隙不足而萌出位置异常或萌出困难，导致恒牙列的拥挤错位。

（4）全身感染性疾患：由龋齿引起的急性牙髓炎，使患儿疼痛难忍。当炎症发展成急性蜂窝织炎时，不仅面部肿胀，而且引起体温升高，甚至造成急性败血症。在慢性根尖炎症时，有时形成感染病灶，引起全身免疫性疾病，如肾炎、血小板减少性紫癜及风湿病等。

（5）影响颜面发育：颌骨的正常发育需要咀嚼功能的生理刺激。当咀嚼功能降低时，颌骨发育不足；而且，当患儿由于龋齿疼痛而偏侧咀嚼时，常造成面部发育不对称。咀嚼侧颌骨发育良好或发育过度，废用侧颌骨发育不足。因此，颜面呈一侧大、一侧小。

（6）影响美观和语音：龋齿造成的牙齿缺损或缺失，特别是前牙，影响美观和发音，有可能给孩子造成不良的心理影响。

因此，对于乳牙的龋坏，同样需要认真对待，及时采取适当的治疗措施。同时也应该注意教育儿童养成认真刷牙的好习惯，预防乳牙龋病的发生。

30. 得了龋齿该如何治疗？

治疗龋齿，特别是解除因龋齿造成的牙疼，需要由掌握专业技术的医生来完成。

目前对龋病最常用的治疗方法是牙体修复法，即用手术方法修复牙体缺损的治疗技术，包括充填法、嵌体和冠修复。大多数龋洞用充填法修复可以取得满意的效果。但有时由于现有充填材料性能的限制，当牙齿破坏严重，用充填法难以获得足够的固位力和抗力时，则需要进行嵌体和冠修复。

牙体修复是复杂的生物性治疗技术，不是简单恢复牙齿外形的修补技术。不论采用何种修复方法，均应遵照生物学的原则与要求，按照机械力学原理进行，否则不仅可使修复治疗失败（如充填体折断、脱落等），还可能使牙齿、牙周组织、甚至牙颌系统的健康遭受进一步损害，如牙髓损伤，不良修复体所致的继发龋、牙周病、颞下颌关节功能紊乱等。

所以去医院看牙科治疗龋齿有时不能一次就完成，特别是对那些已经发展到牙髓炎的龋齿，往往需要到医院治疗多次才成。

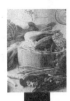

31. 为什么要"去腐"和"备洞"？

"去腐""备洞"这两个步骤常同时进行。去腐，是指医生用尖锐的医用挖匙等器械或牙科机器上的钻头，除去龋齿所产生的洞壁上龋坏、软化的牙体组织即腐质。备洞，则是把洞的形态做得符合充填法的需要。洞的形态是根据牙齿的形状、龋坏的部位以及充填材料的性质来选择的。在治疗过程中应该尽量保存牙体组织，维护牙髓，防止产生继发龋，尽量恢复牙体生理外形和功能，保持牙周组织的健康。为了达到上述要求，需要掌握口腔系统知识并规范操作。在临床上，可以见到一些街头游医治疗的牙齿。他们对牙齿没有经过认真、规范地处理，采用一些廉价的材料，将牙齿及牙周组织一起填塞，无法保证牙体及牙周组织的健康，对牙体及牙周破坏很大，往往会造成无法挽回的损失。

32. "垫底"的目的是什么？

窝洞充填时可能要使用垫底材料进行垫底。因为有些充填材料具有一定的刺激性，不宜直接用来充填较深的洞，需要用一些对牙髓无明显刺激的材料先垫在窝洞的底部，保护牙髓，然后才能补上永久充填材料。

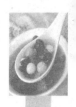

33. 补牙后可能出现的问题有哪些？

（1）充填后疼痛：龋病充填后出现疼痛的表现可能有几种，如出现冷热刺激痛、自发痛或咬合痛。

出现冷热刺激痛大多是治疗过程中对牙髓的刺激导致牙髓充血造成的。这种情况一般数日后可自行缓解，无需做特殊处理。也有时是由于龋洞较深，充填物距牙髓较近，对牙髓产生了化学刺激造成的。用银汞充填深龋时也可能因为银汞传导温度刺激引起冷热刺激痛。发生这种情况，可以去除充填体，重新垫底后进行充填，或用氧化锌丁香油水门汀进行安抚治疗，两周后再进行充填。

充填后出现自发痛的原因比较复杂，应由医生结合病史、疼痛性质和临床检查加以鉴别。有时可能是由于医生在治疗时没有发现细小的露髓孔而直接进行充填后造成的，发生这种情况应及时到医院复诊以免延误治疗。

充填后出现咬合痛，可能是因为充填体过高造成的。此时，应找牙医及时调整咬合即可很快恢复。

有时，被充填牙齿的邻牙或对颌牙有不同种类的金属修复材料，可能因为其电位差不同产生流电效应而引起疼痛。此时可以改用非金属材料重新充填即可解决问题。

（2）充填体松动、脱落或折裂：主要是因为窝洞没有足够的固位形和抗力形，或者充填材料未完全硬固时患者即用它咀嚼造成的。出现这种情况，应及时到医院复诊，查明原因，采取相应改进措施，然后再重新充填。

（3）牙齿劈裂：主要因为牙齿组织的抗力不够，剩余牙体组织过薄造成的。牙齿劈裂后，应视其劈裂的位置选择治疗方案，或重新充填，或充填后进行牙冠修复，或者拔除。

（4）继发龋：龋洞充填后出现继发龋，可能是因为窝洞预备时腐

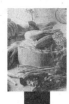

质没有完全去净，或者充填体出现边缘渗漏造成的。出现继发龋时，应及时重新治疗。

（5）牙龈炎：龋洞充填后出现牙龈炎，可能是由于充填体未能很好地恢复患牙的外形，边缘出现悬突或引起食物嵌塞造成的。出现这种情况，应首先检查充填体有无悬突，做好充填体表面的修正、抛光，并尽可能恢复患牙原有的外形，同时患者要注意对牙间隙进行清洁，必要时要使用牙线。

总之，可能引起充填后不适症状的原因很多，有时还需要检查患牙邻近的牙齿有没有龋洞。无论充填后出现什么自己无法解决的问题，都应该及时与牙医联系，尽早处理。同时一定注意保存好治疗病历，以帮助医生对出现的问题做出正确判断。

34. 什么是继发性龋齿？它是怎样发生的？

有的龋齿补完以后当时效果很好，可是过了一段时间以后又出现遇冷热疼痛的症状，甚至没有刺激也发生疼痛，这当中有不少是继发性龋齿引起的。发生继发性龋齿主要有以下原因：①治疗时未将病变组织去除干净，特别是在某些技术不好的小诊所或者借助补牙骗钱的人，为了贪图省事省时间，没能把洞底、洞壁的龋坏组织去除干净就补上了，腐质未完全去除，仍然可以继续向深层发展。②充填物的边缘或洞周围的牙体组织破裂一小块，形成菌斑停留区。③充填材料与牙体组织之间不密合，留有小的缝隙，造成致病条件，产生龋齿。这种继发龋比较隐蔽，不易被查出。得了继发性龋齿需要把原来的充填材料去掉，彻底磨净洞里的龋坏组织，然后重新垫底、补好。对于已发展成为牙髓炎的病牙，应进行及时治疗，当然这需要患者再次接受治疗了。

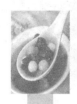

35. 没有龋齿也会牙痛吗？

12 岁的丽丽聪明活泼，从 6 岁开始换牙至今乳牙已基本脱落，随着一颗颗恒牙的逐渐萌出，人也越来越漂亮了，不再是几年前缺着牙、豁着嘴，说话漏风的小姑娘了。丽丽的牙长得很整齐，又白，丽丽对此非常爱惜，坚持每天刷牙，刷了牙以后，也不再吃零食了。但有一天妈妈发现丽丽后面的一颗牙齿上有个小尖尖，问丽丽咬东西时碍不碍事，丽丽摇摇头，妈妈也就不再问了。心想女儿这么爱惜牙齿，又不妨碍嚼东西，应该不会有问题。可是这几天丽丽不爱笑了，晚上总是愁眉苦脸地说牙痛。妈妈仔细地看丽丽的牙，颗颗完好无缺，没有蛀牙，看丽丽痛苦的表情，妈妈也心疼，到医院看见医生时，妈妈还一再强调丽丽是个多么知道爱护牙齿的孩子。医生检查后也夸丽丽牙齿好，没有龋齿，那么是什么折磨得丽丽愁眉不展呢？原来问题就出在妈妈曾经观察到但是没有引起重视的那个小尖尖上，这个小尖尖在医学上叫畸形中央尖，顾名思义，这是一个畸形的尖。

正常的双尖牙应该只有两个尖，否则也不会叫双尖牙了。有些人的双尖牙会长成 3 个尖，这样就有一个额外的牙尖，这种现象通常都是左右对称发生，叫中央尖。这个中央尖很尖很细，在嚼东西时非常容易折断或磨断，露出牙齿里面的牙髓引起疼痛。

36. 畸形中央尖有哪些危害？

畸形中央尖本身不是病，它属于牙齿的一种发育畸形。在牙胚发育过程中，牙齿的咬合面上形成了比正常数目多的牙尖。这种多余的牙尖一般呈圆锥状，多长在双尖牙两个尖的中间，突出如小米粒大小，顶部像个小圆帽，磨平之后基底成为一圆形的环，中间露出发黄的牙本质。这个小突起很薄，牙髓埋藏在小突起硬组织的下面，由于

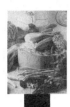

经受不住咀嚼的压力，畸形中央尖很容易折断或者被磨穿，常常在牙齿萌出后不久就在咀嚼过程中折断，使牙髓与带有细菌的口腔相通而引起感染。如果进一步发展，还会引起根尖周炎，甚至颌骨骨髓炎。因此，对无龋齿发生的少年所出现的牙痛，应首先考虑到畸形中央尖的可能。如果畸形中央尖造成牙髓感染后牙根尖不能形成，应采取措施给予诱导，否则将会因牙根未完全形成而使牙齿早失。一旦发现有多余的牙尖，应该到医院进行预防性处理，以免造成其他疾病。

37. 如何治疗畸形中央尖？

对于完整的畸形中央尖，一般医生会根据具体情况采取分次磨除或一次磨除的方法进行处理。分次磨除是每次只磨去一薄层畸形中央尖表面的硬组织，刺激下面的组织形成修复性的牙本质。每个月磨一次直到畸形中央尖基本磨平为止。一次磨除法是将中央尖全部磨去，把磨除牙尖以后产生的牙洞填补上。如果中央尖折断后牙髓感染较轻，而牙根此时还没有发育完成，可以只切除牙冠里的牙髓，使残存在牙根里的牙髓处于生活状态下，这叫做"活髓切断术"，等牙根发育完成以后再去医院接受治疗。

38. 牙齿敏感是怎么回事？

牙齿敏感又称牙本质过敏，也是一种常见的疾病，其主要原因是牙本质暴露的部分受到了机械性的刺激，如刷牙、咬硬物、口腔内温度变化或酸甜食物等的刺激都会引起异常酸痛的感觉。当了解了牙齿结构后，我们会明白牙釉质即珐琅质的完整性一旦受到破坏，牙本质暴露出来，牙齿内的神经缺少了外层的保护，离牙齿表面更近，很容易受到刺激，引发疼痛。这种现象是由各种牙齿疾病所造成的。例如牙齿咬合不正常，长期过度的牙齿磨耗，刷牙方法不正确引起的牙颈

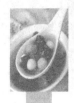

部楔状缺损，长期接触酸性物质而不注意牙齿防护引起的牙齿腐蚀以及因牙龈萎缩导致牙齿根部的暴露，牙齿因外伤折断等常会伴有牙齿敏感的症状。

39. 牙本质过敏的症状有哪些?

患有牙本质过敏最主要的表现是受到刺激后产生疼痛，如冷、热、酸、甜等，有时虽不像急性牙髓炎那样疼得火烧火燎，但总是隐隐作痛，吃不好睡不香，而一旦解除刺激，疼痛能立即消失。口腔科医生用牙科探针在牙齿的表面可以找到过敏点或过敏的区域。此外，有一些患者会因为患其他疾病使全身神经的敏感性增加，甚至在牙本质没有暴露的情况下也会感到全口牙齿的敏感。

40. 治疗牙齿敏感症的方法有哪些?

治疗牙齿敏感症的方法很多，最主要的是脱敏治疗，用离子导入治疗敏感症、用激光脱敏，涂擦脱敏的药物。当然用脱敏药物牙膏刷牙，也会有一点疗效。

41. 为什么孕期易患口腔疾病?

怀孕时尤其应注意口腔卫生，正确地刷牙、漱口，养成科学的饮食习惯，进行专业的口腔护理，不但可防止孕妇怀孕期间发生口腔健康方面的问题，减少牙齿疾病给孕妇造成的负担，还有助于新生儿的牙齿健康。

许多人认为怀孕会使孕妇产生虫牙，导致失牙，这是错误的观点。龋齿是由细菌产酸再作用于牙釉质的结果，而不是多次怀孕所致。龋损由牙菌斑开始，它肉眼不可见，却是确实存在的一层有害的细菌膜，腐蚀了牙釉质。这些细菌利用食物中的碳水化合物——糖、淀粉产生有害的酸。每次饭后 20 分钟酸开始对牙釉质产生损害。孕妇通常饮食量较大，又容易喜食甜食，牙齿就容易被腐蚀。为避免不必要的牙齿损害，必须养成饭后用含氟牙膏刷牙的习惯，并每天用牙线彻底清除牙齿邻接面上的有害菌斑。

怀孕期间孕妇的内分泌与平时不同，体内某些激素水平的上升可使牙龈对有害菌斑的反应性提高，即更敏感，易患牙龈炎。然而患牙龈炎的首要大敌仍然是牙菌斑，而非激素波动，即使激素水平产生波动，仍可通过维护口腔清洁来预防牙龈炎。

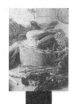 **42.** 孕期营养与婴儿牙齿发育有哪些关系？

随着生活水平的提高，人们对优生优育都越来越重视了。要想新生儿的牙齿好，孕妇的饮食非常重要。医学研究表明，婴幼儿牙齿发育与胎儿期及出生后一年的营养都有密切的关系。婴儿牙齿的发育在怀孕 3~6 个月即已开始了，最早在胎儿 3 个月时，其乳牙就开始钙化，到出生前，20 颗乳牙已基本形成，但是并不萌出；只是直到出生后 6 个月左右，才依次从牙槽骨萌出。恒牙的牙胚在胎儿 4 个月时开始形成，离开母体时才开始钙化。因此，要保证孕妇的营养供应，补充足够的营养，尤其是维生素 A、维生素 D、维生素 E、蛋白质、钙、磷等，使宝宝出生后有一口健康美丽的牙齿。

43. 龋病的发生与营养有关系吗？

经常有患者询问："我的牙齿龋洞多，是不是由于营养不良呢？"实际上，营养对牙齿组织的影响主要是指全身性的影响，包括对牙齿发育和修复的影响。营养不足会导致牙齿发育障碍，进而有利于产生龋齿。在胚胎第 92 天时，乳牙开始发育，至 194 天时，牙釉质和牙

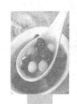

本质即已形成。恒牙的发育多在出生之后。因此，出生前和出生后发生营养障碍，都可能影响牙齿发育，造成牙齿发育障碍。但除了通过全身或局部途径用氟能降低龋病发病外，目前尚不能证实，在牙齿萌出后，营养物质对人牙患龋敏感性产生的影响。

44. 牙齿会帮助孕妇"补钙"吗？

有种迷信的说法，母亲怀孕导致身体脱钙，会用牙齿中的钙来补充，结果牙齿就会变坏。其实机体对钙的需求是从食物中来，而非牙齿中固化的钙。如果食物中钙的摄入量不足，机体会分解本身贮存于骨骼中的钙。产科医生会提醒孕妇注意怀孕期间钙的摄入，保证充分的营养摄入。

孕妇应讲究饮食平衡，每日的饮食中应含有奶制品（牛奶、奶酪、酸奶）、肉类（牛肉、鱼肉）、各种谷类、面包、3 种以上的蔬菜和 2 种以上的水果。怀孕期间，孕妇在正餐之间有食欲是极其正常的，但频频进食快餐、发酵的碳水化合物等于帮助自己酸蚀牙齿，帮助牙齿发生龋损。像那些松软、有黏性、较甜的食物，比如蛋糕、甜点、果脯可延长酸作用的时间，对此唯一的办法就是食用后及时刷牙。而像坚果、奶酪、生蔬菜、无糖花生酱、不含糖纯酸奶、明胶、无糖口香糖等适度有节制地食用，是有利于保护牙齿的。

由于孕妇在怀孕期间身体会发生各种变化，稍有不适应就有可能出现疾病。为了避免因普通的牙病引发全身性疾病，对孕妇和胎儿造成危险，医学专家建议，作为常规的随诊，孕妇以及打算怀孕的妇女都应当去看牙医，进行常规检查。

45. 龋病的发生与遗传有关系吗？

龋齿具有遗传倾向。研究成果证明，口腔的各个方面均具有遗传性，如牙釉质结构，牙齿的形态、大小及其牙列、牙弓形态，牙齿咬合面裂沟深浅，口腔唾液含量及其缓冲力以及弓冠凸度的自洁作用等，它们都与龋齿的发生有关。许多人发现，父母与孩子的龋病发病有显著关系。父母患龋率高时，其子女的患龋率一般也较高。因此人们认为龋病的发生与遗传有密切关系。但实际上，由于龋病是一种多因素疾病，所以很难估计龋病的发生在多大程度上与遗传因素有关。目前的研究认为还是环境因素对龋病的发生有较大的影响，但遗传因素也有一定的关系。我们注意到，不同种族的龋病流行情况有所不同。但不同饮食结构、微量元素的摄入量、不同生活方式、甚至不同气候和土壤的影响，都可能是造成种族间龋病流行差别的外在原因。因此，外界环境因素（特别是饮食）比先天、遗传因素所决定的易感性更为重要。

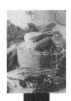 46. 儿童牙齿发育异常是怎么回事？

少年儿童正处于牙齿发育生长的阶段，由于受到各种因素的影响，牙齿往往会有发育不正常的情况，通常是牙齿萌出的不正常。

牙齿萌出不正常，在乳牙和恒牙生长发育时都可能发生，但发生在乳恒牙交替期间的比较多见。乳牙和恒牙的萌出本来有一定的时间范围，萌出的先后次序也有一定规律。但由于环境、性别、遗传等因素的影响，对牙齿萌出的早晚有一定影响。比如，一般情况下应当男孩子的恒牙萌出比女孩子晚一些，但在个别情况下，某个男孩子的恒牙萌出可能比许多男孩子早，甚至早于某些女孩。这时经常可以引起另一种异常的出现，如乳牙过期不脱落或过早脱落、过早拔除等可以导致恒牙萌出的异常。

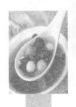

47. 乳牙和恒牙什么时候萌出？

乳牙萌出时间

上颌乳牙萌出时间	8个月	9个月	18个月	14个月	24个月
牙位	乳中切牙	乳侧切牙	乳尖牙	第一乳磨牙	第二乳磨牙
下颌乳牙萌出时间	6个月	7个月	16个月	12个月	22个月

恒牙萌出时间

上颌恒牙	6~9岁	7~10岁	9.5~13岁	9~12岁	9.5~13岁	5.5~7.5岁	11~14岁
牙位	中切牙	侧切牙	尖牙	第一双尖牙	第二双尖牙	第一磨牙	第二磨牙
下颌恒牙	5~8.5岁	5.5~9岁	8.5~12岁	9~12岁	9.5~13岁	5~7岁	10.5~13岁

48. 牙过早萌出有什么危害？

乳牙过早萌出的情况比较少见，但也有婴儿出生时或出生后不长时间，就在下中切牙部位长出一颗或两颗牙齿。这种牙可能是正常牙，也可能是额外的多生牙。早萌牙牙根发育不完全，牙周组织也不健全，经常是松动的，这种过早萌出的牙一般会妨碍婴儿吃奶，并且通常是很松动的，应该及时拔掉，免得造成严重后果。

而恒牙过早萌出，多是由乳牙过早缺失引起的。过早萌出的恒牙，牙根形成很少或没有形成，牙齿发育还很不完全，松动十分严重，既不能承担咀嚼的压力，受力后也容易脱落。对此医生会在早萌牙还未完全到位时就使用叫做"阻萌器"的器械，暂时阻止其萌出，等它的牙根长得比较成熟以后再去除阻萌器，让这颗牙继续萌出到正常位置。

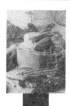 **49.** 乳牙滞留的原因是什么？应如何处理？

如果乳牙超过了应该被替换的年龄不脱落，或者替换这颗乳牙的恒牙已萌出，但相应的乳牙仍不脱落，就会造成乳牙滞留。引起乳牙滞留的原因有几种：先天性恒牙缺失，以致乳牙到期不脱落，这是第一种，这种滞留乳牙如果不松动，也未龋坏，可以保留使用；恒牙萌出位置错误，从其他乳牙边上萌出，乳牙根没有受到恒牙萌出的压迫因而未发生吸收或者吸收不全造成了滞留，这是第二种。这种情况下的恒牙一露尖就应让医生拔除滞留的乳牙，否则就会形成"双层牙"现象，影响恒牙萌出到正常位置上；还有一种滞留乳牙本身是多生的牙，比较少见，多生牙的形状一般与正常牙齿不同，有经验的口腔科医生一眼就能看出。处理办法为拔去滞留的多生牙。

50. 牙齿过晚萌出的原因及治疗有哪些？

有些儿童个别的恒牙推迟萌出，这多是因为相应的乳牙滞留所引起。有的乳牙在小时候得病，经过医生治疗，牙髓失去了活力，牙根不易吸收，推迟脱落。有的是补牙时把两颗乳磨牙连在一起补，也会造成乳牙过期不脱落，它们滞留在口内都会影响恒牙萌出。

另外，有些儿童乳牙脱落以后恒牙迟迟不长出来，过了半年至1年，有的长出来了，有的仍然长不出来。经检查发现该长出恒牙的地方牙龈发白、隆起，经医生触诊可以摸出里面有牙齿的形状。这类情况常常是因为乳牙掉得过早引起。乳牙缺后如果长期用牙龈咀嚼食物，使得局部牙龈增厚而且变得坚韧，恒牙被包在里面冲不破阻碍，无法长出来，这样就出现了萌出晚的情况。对此医生处理的办法很简单，只需在局部牙龈上注射少许麻药，用手术刀切去一小块过度角化的牙龈，稍稍露出恒牙的尖端，过不久这颗牙就可以长出来了。这种迟萌的牙多发生在上颌中切牙和侧切牙中。

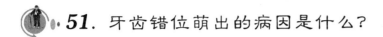

51. 牙齿错位萌出的病因是什么？

恒牙错位萌出多由于牙弓过小、牙齿过宽等原因引起牙齿排列的拥挤，里进外出排不到正常的牙弓位置上。这种在口腔颌面部发育过程中出现的错位，有的能自己调整，可以暂时不做处理，观察一段时间，等待乳、恒牙替换结束，到十一二岁时看情况做正畸治疗。另一些恒牙错位萌出是由于乳牙过早失去或乳牙滞留造成的。如果第二乳磨牙过早失去，"六龄齿"萌出时就会向前移位，挤掉应该属于第二双尖牙萌出所需的部分空间，造成第二双尖牙萌出时发生错位。乳牙滞留也可以引起恒牙错位萌出。由于滞留的乳牙占据了恒牙应该萌出的位置，恒牙长出时只好向口腔的唇侧外移或向舌侧内移，形成错位。对于这种错位，如果第二乳磨牙丧失早，"六龄齿"还没有长出来，可以请口腔科医生设计一种"导萌"装置，引导"六龄齿"正确地长出。如果第二乳磨牙过早丧失，而"六龄齿"已经长出来了，就不用做导萌，而做"间隙保持器"，防止"六龄齿"向前移位，占据第二双尖牙应有的位置。间隙保持器要一直戴到第二双尖牙露尖后再拆除。

52. 影响儿童牙齿发育的因素有哪些？

影响儿童牙齿发育的因素主要包括以下方面。

（1）出生前

1）母亲在妊娠期营养缺乏，特别是蛋白质、维生素及矿物质，如维生素 A、维生素 D 和钙、磷、铁等的不足，直接影响胎儿牙齿的发育。母亲孕期缺铁性贫血，造成胎儿乳牙釉质发育不良。

2）母亲妊娠期，特别是在早期，受病毒、化学药物、环境污染、

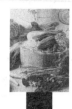
X线照射等因素的作用，均可影响胎儿牙齿的发育。

（2）出生后

1）早产：早产新生儿，由于母体内外环境的骤然变化，早产儿的适应能力差，常常引起发育的骤然停顿，造成乳牙釉质发育的不良。

2）营养失调：婴幼儿期由于喂养的不合理或肠胃疾患，容易造成营养缺乏或营养不良。文献报告恒牙釉质发育不全的患儿，60%以上在婴儿期（从出生到第一年末）有营养失调的病史。

3）疾病：新生儿及幼儿期的严重的全身性疾病及乳牙根尖周病等，对恒牙发育的影响有明显的相关性。

4）药物或其他化学物质的影响：儿童牙齿发育期服用四环素族药物，可造成四环素牙；饮水或食物中含氟量过高，可导致氟斑牙。

5）机械外力：机械外力持续作用于正在发育的牙齿，可以导致牙齿畸形，如融合牙、弯曲牙。外力的大小和持续时间不同，所造成的牙齿畸形也不相同。

6）内分泌：对儿童生长发育有明显影响的内分泌激素，有甲状腺激素和脑垂体前叶生长激素及甲状旁腺激素。当甲状腺功能低下时，可导致身高、体重不足，也可造成牙齿的萌出迟缓。生长激素分泌不足，患儿除身体矮小外，也可有小牙症。甲状旁腺功能减退，可使牙齿结构发育异常。

53. 什么叫四环素牙？有什么表现？

四环素是一种治疗细菌感染的药物，它对小孩的牙齿有一种染色的作用。从前医学界没有重视到四环素对牙齿的这种染色作用，现在这类药物已经不用于儿童和孕妇了，但是有的父母缺少这方面的常识，在小孩生病的时候，盲目应用四环素类药物，所以目前在儿童中仍可见到四环素牙。这种病虽然称为四环素牙，但实际上不仅是四环素可以引起，如土霉素、金霉素、去甲金霉素等药物也可引起四环素牙，因为这些药物的结构与四环素相似，在医学上同属四环素药物家族。这其中四环素和去甲金霉素引起变色的作用最强。它们破坏牙齿是在牙齿发育的矿化期间产生的，这时进入人体的四环素与牙齿中的钙结合，形成稳定的物质，影响牙体硬组织的钙化，引起牙釉质发育不全，所以这时服用四环素类药都有可能引起四环素牙。当孩子还未出生，或者刚刚出生不久还在婴儿期的时候，甚至一直到七八岁，这段时期的牙齿都是处于矿化期，使用四环素类药容易造成牙齿的变色。此外，四环素对光非常敏感，日光和紫外线都可使其变色，随着时间的推移，牙齿变色会逐渐加深。也许你会认为，偶尔用一次四环素恐怕不会有什么问题吧？其实，一次足量的四环素就能造成终身的遗憾。

四环素牙的颜色有深有浅，在牙齿上呈均匀分布，它主要染色在牙本质，有浅黄、深黄、黄褐、浅灰、灰黑等颜色改变，这与药物摄入量多少和药物种类有关。有些严重的四环素牙也会发生牙釉质发育不全，导致牙齿硬组织缺损。

54. 什么是氟斑牙？它的病因是什么？

氟斑牙的牙齿变色是由氟元素的过量摄入引起的，这主要是由环境因素所造成的。氟斑牙又称斑釉牙或黄斑牙，是一种慢性氟中毒在牙齿中的表现。这种病是因为平常饮用水中的氟元素含量过高。氟是一种在自然界含量很小的化学物质，它既有防龋齿的作用，又能致病。水中如果缺少含氟的物质，会减低儿童牙齿抵抗龋齿的能力；如果氟含量过高，又会沉积在体内，引起慢性的氟中毒，在牙齿就会表现出氟斑牙。在我们国家的许多地区，饮水中的氟含量都高于正常值，如在山西、陕西、东北、内蒙古、山东、河北、贵州等地都是氟斑牙发生率较高的地区。我们的祖先早在晋代，也就是1500多年前，就发现了"齿居晋而黄",翻译成现代的话就是在山西居住久了牙齿也会变黄了,证明自古以来山西就有氟斑牙的流行。只是由于当时的科学技术条件,人们不清楚是由于水中氟的含量过高,沉积在牙釉质中引起了牙色发黄。

氟斑牙的严重程度与水中氟的浓度成正比,就是说水中含氟量越高,病情也越严重。但是过高浓度的氟就像四环素牙一样,只在牙齿发育矿化期间摄入人体才会引起氟斑牙,过了这一时期,水中氟含量再高也不会引起这种牙齿病变。也就是说牙齿的矿化在7岁以前已基本完成,一个人在六七岁前住在饮水含氟量过高的地区,但长大后迁往饮水含氟量正常的地区,也还会得氟斑牙。这种病主要是影响恒牙,很容易分辨。轻者牙齿表面有混浊的白色横线或斑块,严重的牙齿变成黄褐色,更严重一些的牙齿出现凹坑和边角的缺损。

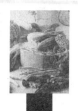 55. 除氟、四环素外使牙齿变色的其他因素有哪些?

还有多种因素会引起牙齿的变色,比如有些人抽烟、喝茶又不好好刷牙,又不定期去医院洗牙,就容易把牙齿染黄。还有些人长期饮用或食用带有容易染色的食物,或长期接触某种矿物质,比如长期用高锰酸钾水漱口,用硝酸银治疗口腔病或接触汞等,都可以使牙齿变黑。接触铁、硫等物质,容易使牙齿颜色变成褐色。而接触铜、镍、铬等又会使牙齿出现绿色沉着。这些属于不注意口腔卫生造成的变色。有些情况下,由于牙齿内部受损,而外表却没有受损,内部结构发生了改变,引起颜色的变化,或者治疗牙齿时牙髓的血管破裂,血液中的血红蛋白分解,透过牙釉质也表现出牙齿颜色的改变,往往变成粉红色然后变成暗褐色。再者,由于长期接触对牙齿有腐蚀性的东西,如果它对牙釉质具有损害作用,暴露了牙本质,一般也会引起牙齿的变色。还有一种随着年龄的增长,使用牙齿的时间的增长,牙釉

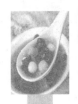

质正常磨损得比较厉害，露出了牙本质的颜色，也导致牙齿颜色的改变，这也是为什么老年人的牙齿大都不是很白的缘故。

56. 牙齿变色该怎么办？

牙齿颜色的美观是牙齿健康的重要组成部分，牙齿的颜色发生了改变应当引起足够的重视。前面介绍了有由于不良习惯造成的颜色改变，只要克服了不良的习惯，坚持用正确的方法刷牙，去除黏附在牙齿表面的色斑，就会减轻牙齿颜色的改变或者是恢复牙齿本来的颜色。而对于因创伤、服药或有害环境引起的牙色变化，应当去医院口腔科检查治疗。对于轻中度的牙齿变色，可以由医生通过牙齿脱色美白的方法治疗。对于重度牙齿变色，脱色治疗不能使牙齿颜色恢复正常，可以通过贴面或冠修复的方法遮盖住变色的牙齿，达到满意的美观效果。

57. 奶瓶龋齿是怎么产生的？

一般认为，奶瓶龋齿是由于婴儿含着装有加糖的奶或果汁的奶瓶睡觉而造成。因为婴儿入睡后，唾液分泌和吞咽动作大大减少，含着奶瓶睡觉使口腔中残留了许多含糖量很高的奶汁或果汁，这便为口腔中致病细菌的繁殖提供了充分的养料。值得一提的是，因为婴儿的牙齿很细小，大人又不轻易掰开嘴观察，所以尽管已经发生了奶瓶龋齿却很难做到早期发现，而且因为婴儿一般都还不会说话，有了龋齿发生牙痛也是有口说不出，所以等大人发现了龋齿，也大多是牙齿已经有很深很黑的龋洞了，此时补救就已经相当晚了。因此，奶瓶龋齿的预防就显得更为重要。

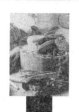

58. 什么是儿童的不良口腔习惯？有哪些危害？

口腔科的正畸医生每天不仅接触许多成年人，还有许多儿童因为牙齿不齐来进行正畸治疗，医生指出，很多症状较轻的牙颌畸形是由于不良的口腔习惯造成的，而不是由于先天发育不良所造成。如一些小孩有吐舌头、吮吸手指、用嘴呼吸、咬嘴唇等，都是对牙颌正常发育有害的习惯。为什么这么说呢？比如吐舌头的习惯，大多发生于换牙期间。由于牙齿咬在舌头上，又是在恒牙正在萌出的阶段，可能会造成上下前牙形成类似梭形的间隙，也可以造成前牙畸形和大下巴。另外，用舌头舔牙齿的习惯如果发生在换牙期，常常是儿童经常用舌头舔弄松动该换的乳牙，当长出了恒牙后依然习惯于用舌头去舔恒牙。日子久了牙冠就会向外生长，导致前牙之间出现间隙，不仅外表难看，而且牙缝变大容易嵌塞食物。

又如咬下嘴唇，一些儿童在闹情绪时或专注某一事物时喜欢紧咬嘴唇，这种习惯会增加牙齿向嘴唇一侧的压力，上颌的前牙向外斜着生长，同时下颌前牙受到向内的力，结果使牙齿向内改变位置生长，造成了拥挤。渐渐地面部表现为上排前牙向前突出，形成了翘嘴唇的面容。

还有咬吮手指头，这种习惯也很常见，儿童将手指插在上下牙之间，一边咬一边吸吮，时间久了会形成上前牙向前突，下前牙向后缩，使上下牙之间的空隙加大，同时牙堂变高。时间长了，手指上也长出了茧子。

对于上学的小孩来说，有些孩子在上课和做作业时喜欢咬铅笔、尺子、三角板等文具，这同样会引起牙齿的畸形，造成牙齿排列的错乱。

还有一类不良习惯是用口腔呼吸，正常情况下我们是用鼻子进行呼吸的。用口呼吸不仅使未经鼻部调节温度并初步过滤的空气容易对肺部产生损害，而且也影响了颌骨和口腔的正常发育。长期用口腔呼吸，两侧腮帮子的肌肉结构会发生改变，牙弓排列容易失去支持，造成上牙弓狭窄，上前牙突出，嘴唇也越来越闭不拢，牙也越来越向外突，久而久之形成了"暴牙"的面容，很不美观。

以上这些不良习惯都会引起牙齿排列的畸形，家长应当留心自己的孩子是否有类似这样的习惯，如果有，应该督促、帮助孩子改正。只要克服了这些不良习惯，就可以避免牙列畸形的进一步发展。如果已经有了牙列畸形应当到医院的口腔科进行矫治，千万不要找街头"游医"进行治疗。

59. 得了龋齿不及时治疗会怎么样？

龋病一经发现应该立即进行治疗，这样可以防止牙齿遭受进一步破坏，引起其他更严重的并发症。浅龋和中龋经过及时治疗一般可以恢复牙齿外形和其生理功能。如果在此阶段未及时治疗，则龋洞会进一步扩大，发展成为深龋。深龋是龋病的晚期阶段，临床症状和体征均较明显，出现对冷、热，特别是冷刺激敏感，食物嵌塞及嵌塞后疼痛，多数患者在此期就诊。深龋经过治疗后一般可以恢复牙齿外形及其功能，但当牙冠破坏严重时，牙齿外形不易恢复，可以考虑进行冠（即大家通常所说的牙套）修复。

深龋如果再未及时治疗，病变进一步发展，会带来一系列不良后果。首先是可以引起牙髓炎症和根尖周病变，产生剧烈疼痛，造成牙髓坏死及根尖周组织的破坏；其次是龋洞本身将牙体的形态和功能破坏很多时，会造成食物嵌塞，以后又进一步引起牙龈和牙周组织的破坏，同时影响邻牙使其易患龋病；咬合面的破坏还会造成咬合关系的紊乱；残破的牙冠形成的锐利边缘可能对舌头及颊黏膜产生刺激；如果患牙无法修复拔除后造成牙列缺损，同样会影响咬合功能。

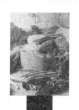

有些时候，由于治疗不及时，可能会发生根尖周脓肿甚至颌骨骨髓炎乃至败血症等严重的感染性疾病。

60. 哪些疾病能引起牙痛？

牙痛是最常见的一种病症。牙齿疼痛的原因很多，常见的有以下几种。

（1）急性牙髓炎：因感染、化学或物理性致病因素引起的，局限于牙髓内的急性炎症。多由龋齿未得到及时治疗感染而发作。最突出的症状是患牙出现自发性疼痛、阵发性加剧的症状，疼痛可放射至同侧耳颞部。冷或热的刺激会使疼痛加重，疼痛发生于变动体位或夜间就寝时加重，患者对病牙常不能准确定位，有时误将上颌牙痛指为下颌牙痛。牙髓炎的晚期对热刺激疼痛加重，冷刺激反而使疼痛减轻。咬东西时，疼痛可以放射到面部、颞部、耳部。平时我们所说的"牙痛不是病，痛起来真要命"，就是指急性牙髓炎的情况。

（2）急性根尖周炎：指牙根尖部牙齿支持组织的急性炎症。其病因与牙髓炎相同，病牙以龋齿感染引起根尖炎最常见。患病的牙齿呈持续性疼痛，并有自觉牙齿长高浮出感，叩牙齿即感到疼痛，患者一般能明确指出患病牙齿的部位。晚期牙龈红肿，触疼明显，颌下淋巴结肿大，X 线片可见牙周膜间隙增宽或根尖部骨质疏松的阴影。牙齿有不同程度的松动。

（3）急性智齿冠周炎：智齿，即第三恒磨牙，是在指十八岁以后萌出的牙齿，此牙齿因颌骨位置不够，常常萌出位置不正或萌出困难而引起发炎。主要症状表现为患病牙齿周围牙龈红肿、疼痛、形成盲袋，有脓溢出，张口受限，吞咽时患侧咽部疼痛，颌下淋巴结肿大。严重时患者颌面部肿胀，并伴有发热、全身不适等症状。患此病必须及时局部处理，同时用抗菌药物控制感染，待消炎后拔除智齿。

（4）急性创伤性牙周膜炎：指进食时不慎咬到小沙粒或因外界暴

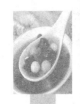

力的损伤，如摔倒、打击伤等，或因拔牙时意外损伤邻牙，均可引起急性牙周膜炎。患病的牙齿有持续性疼痛，不敢咬东西，有病牙伸长浮出感，严重时牙齿松动。

（5）治疗牙齿后引起牙痛，此时应立即找治疗的医生复诊，对症处理，减轻牙髓腔内压力，缓解疼痛。

总之，牙痛要及时就诊，医生根据不同的病情，采取不同的治疗方法，可恢复牙齿咀嚼功能及其外形。

61. 什么是牙隐裂？原因是什么？

所谓牙隐裂是指牙齿表面上有细微的、人的肉眼难以发现的裂缝。牙齿上为什么会出现裂纹？其主要原因是牙齿组织发育过程中的缺陷。当牙齿钙化时是从牙尖开始的，几个钙化的牙尖逐渐融合，在融合处形成牙面上的窝沟。有的牙齿发育不够完善，留下来肉眼所不能看到的裂缝。当上下颌的牙齿咬合时，咬合的力量不平衡，出现创伤而产生作用在牙尖上的过大分力造成隐裂。

62. 牙隐裂有哪些表现？如何治疗？

初期时裂缝微细，患者无不适感觉。但当裂缝逐渐加深时，患者有咬东西时的不适感，或有隐隐作痛的感觉。此时，应到医院进行检查治疗。否则，在咬到坚硬的东西时，就会使牙齿劈裂。另外，当微裂缝深达到牙髓腔时，可引起牙髓的病变，出现牙髓炎的剧烈疼痛。因此，牙隐裂的早期诊断，早期治疗是很重要的。如果牙髓炎已发生，在治疗牙髓炎的同时，要进行调𬌗，防止咬𬌗创伤。治疗完毕后，要做全冠修复，以保证患牙不再劈裂。

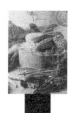

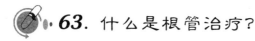

63. 什么是根管治疗？

在临床上，因为牙髓炎或根尖周炎等造成牙髓坏死或牙髓失活后的患牙都应该进行根管治疗。

根管治疗术是指通过去除因炎症所致坏死的牙髓和根管的机械预备除去髓腔内的感染；经过药物消毒和根管充填防止再感染的一种治疗方法。

根管治疗的操作步骤：根管预备包括开髓，进入髓腔，清理病变牙髓组织，测量根管工作长度，根管扩大及冲洗；根管消毒；根管充填。

64. 什么是牙齿磨损？

牙齿的硬组织很坚硬，但是经过数十年的咀嚼研磨，这种单纯的机械摩擦将会造成牙齿缓慢的、渐进性的缺损，这就是牙齿磨损。

在口腔中凡有咀嚼功能的牙齿都有不同程度的磨损，而且磨损常见于前牙的切缘、磨牙的咬合面、各个牙齿的邻接面。磨损有的发生在个别牙齿上，也可发生在全口的各个牙齿上。中老年人牙齿磨损是一种常见现象。随着年龄的增长，磨损也逐渐明显。

65. 引起牙齿磨损的因素有哪些？危害是什么？如何减少牙齿磨损？

牙齿磨损是一种现象，而不是疾病。均衡适度的磨损对维持牙颌系统的生理功能有着一定的意义，但过多不均衡的磨损会带来很多病理情况。

牙齿磨损和以下因素有关：①磨损的程度与牙齿的硬度、咀嚼肌

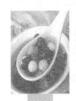

的力量有密切关系。②食物的软硬、个人生活及工作习惯也是牙齿磨损的重要因素，如喜欢吃硬食物的人，牙磨损较重。喜欢嗑瓜子的人，在上前牙的切缘部出现沟状磨损。吹小号、黑管的人出现前牙磨损。③有偏侧咀嚼习惯的人，一侧后牙有较重的磨损。④失牙过多和牙齿排列不齐，导致个别牙负担过重，而易于磨损。⑤有夜磨牙症和咀嚼肌痉挛的人，也会造成牙磨损。

牙齿磨损虽然是一种现象，不是疾病，但是重度的牙齿磨损有时可使牙髓外露，造成牙髓感染而引起牙髓病变。牙齿磨损也可引起面形的改变和下颌关节的疾病。

如何减少牙齿的磨损呢？这就需要我们在生活中注意均衡饮食和注意培养良好的生活习惯，尽量少吃过硬食物，嗑瓜子时不要总在前牙的一个部位上咬，改变偏侧咀嚼的习惯等，创造均衡的生理磨损，减少和去除不均衡的磨损，以维护牙齿的健康。

66. 夜磨牙是怎么回事？

对有老鼠存在的人家来说，当夜深人静，会听到"咯咯咯"老鼠偷吃东西的声音；有时清晨一查看，老鼠也许偷吃的并非美味佳肴，而是咬坏了家中木箱、衣柜等较硬的物品。对人们来说似乎难以理解，但对老鼠来说，却是至关重要的一项"工作"。老鼠、松鼠等啮齿类动物的牙齿并不像人那样通过乳恒牙交换以新换旧，而是在不断地生长，所以它们需要不断地啃咬硬物以磨掉过长的牙齿，否则便无法进食。据说，假如设法不让它进行磨牙，老鼠的牙齿可一直长到1米多长。

可是，有些人，特别是一些少年儿童也有夜磨牙的习惯，常常在晚上睡觉时发生。牙齿会不由自主地互相锉动，发出很刺耳的声音，有时甚至是咯咯吱吱的声音，像是老鼠的叫声，难道人也需要像老鼠那样通过磨牙来解决牙齿过长的问题吗？其实不然，人的牙齿是不会无限制地生长的。对于处在换牙期的孩子来说，夜磨牙可能是正在建立正常咬合关系的一种活动，属于正常现象。因为在这期间上下牙刚刚萌出，牙齿之间的咬合位置还未完全确定，很有可能不合适，经常是高低不平，一些刚换的恒牙有可能很锐利。通过磨牙，磨去相互接触时不合适的部分，消去高出的地方，使得上下牙形成良好的咬合接触。对于这种夜磨牙不必太担心，随着正常咬合的形成，夜磨牙的现象会自然消失而无需治疗。但也有一类夜磨牙是属于病态的，需要找牙医分析原因，确定治疗方案。

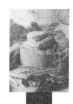 **67. 夜磨牙的病因是什么？**

有一类夜磨牙是属于病态的，无论是在大人还是小孩。如人们因为工作学习期间过分紧张疲劳，情绪发生紊乱；患有寄生虫病，肚子里长有蛔虫，引起消化系统功能紊乱；缺少钙质使得神经功能紊乱；牙齿畸形错位，这些因素都可能引起病态的夜磨牙。这类夜磨牙大都是由各种因素引起神经反射造成的，此时夜晚口腔内既无食物存在，唾液分泌也少，牙齿之间得不到必要的润滑而形成"干磨"，像拉空磨一样。见过农村磨面的磨盘可以知道，拉磨久了，会把磨盘的齿磨坏变平，而对牙齿来说，长期夜磨牙对牙齿组织无谓的磨损是非常严重的。

68. 夜磨牙有什么危害？

有夜磨牙习惯的人，第二天清晨常会感到吃东西时面部肌肉的疲劳无力，口不易张开，牙齿很不舒服，这是因为他的口腔一夜都在运动，没有得到充分休息。有的人年纪不大，但是牙齿的咬合面早已经磨成平板了。由于牙齿表面的牙釉质被过分地磨损，使得下面的牙本质暴露出来，磨损症状轻的对冷、热、酸、甜等化学刺激或物理刺激

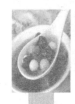

感到敏感，引起酸痛；严重一些的可造成牙髓炎、咬合创伤、牙周组织损害、颞下颌关节损害、咀嚼肌肉损害等。在儿童中，因夜磨牙常常引起牙齿变薄、对冷热刺激敏感、牙髓坏死、牙龈萎缩、面部肌肉疼等症状，而且有这种症状的人可占到将近三分之一，不在少数。

69. 如何治疗夜磨牙？

夜磨牙是可以对症治疗的。对于因牙齿咬合不合适的可以进行牙齿形态的调整，对于由精神紧张等心理因素引起的可接受一定的心理训练，如果患有寄生虫病的可以做驱虫治疗，对那些因夜磨牙已经患有牙齿过敏症状的应当做脱敏治疗。对于磨牙习惯较严重的人，在医院可以根据其牙齿形状做一个夜磨牙矫治器，在晚上睡觉时戴在上颌牙齿上，可以限制关节的运动，制止磨牙的动作产生，从而保护牙齿的咬合面不再受到磨损。有些人会问了，这样睡觉该不舒服了吧？其实晚上一般人口腔运动少，只要适应一段时间就不会感到不方便了，这样总比把牙齿磨坏要强。

还有的人是另外一种磨牙，不是磨动牙齿，而是习惯紧咬牙，像在白天学习、晚上睡觉时牙关紧闭，使劲咬着牙齿，时间长了会感到两颊的肌肉酸痛。这种习惯不但对牙齿的咬合面有一定的损害，更严重的是对承担咀嚼功能的颞下颌关节损害很大，因为附着在颞下颌关节上的肌肉长期处于紧张状态，肌肉纤维结构发生改变，一般是松弛，引起咬合力的下降。这种情况的治疗方法与夜磨牙类似，在医院也可以采用戴咬合垫，缓冲咬合压力的方法，避免对牙齿的伤害。

70. 什么是牙周病？

牙周疾病是最常见的口腔疾病之一，是包括牙龈在内的牙齿支持组织所患的疾病。轻者表现为牙龈松软红肿，易出血；重者表现为牙龈萎缩，牙槽骨吸收而导致牙齿松动脱落。牙周病患者常因牙龈红肿，牙齿松动或脱落影响咀嚼食物，造成消化不良，危害全身健康。牙周病大部分是慢性病，早期症状不明显，不易被察觉而耽误治疗。许多地区、城市的成年人因严重的龋齿和牙周病导致全口无牙者并不少见。儿童、青少年多数患有牙龈炎，即牙周病的早期阶段，如不及时治疗最终发展为牙周炎。

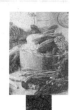

71. 什么会引起牙周病?

引起牙周病的因素很多，归纳起来有两大类：一个是局部因素，另一个是全身因素。

在局部因素中主要为菌斑和牙石，其他还有咬殆创伤、食物嵌塞、牙齿位置异常和错殆畸形、不良修复体和不良习惯如口呼吸、紧咬牙等。

全身因素包括：①机体防御功能的缺陷，例如某些免疫系统的疾病可使牙龈发炎并进而发生牙周炎。②内分泌因素，不少临床和动物实验资料表明内分泌系统的生理和病理性改变与牙周病有关。如性激素，在口腔门诊就医的女性患者中，有的在月经期、月经前期或在妊娠期有牙龈发胀感、红肿、出血倾向。有的学者曾报道口服避孕药可加重牙龈对局部刺激物的炎症反应。另外，糖尿病患者常伴有一系列口腔症状，如牙龈出血、肿胀增生、反复牙周脓肿、牙齿松动等。③其他全身疾病，一些长期消耗性疾病如结核、慢性肾炎等，可引起牙周组织的严重退行性病变。一些系统病如结缔组织病的患者也可出现牙龈充血，牙周韧带间隙增宽等症状。④遗传，某些牙周病如青少年牙周炎，患者往往有家族史，父母、子女、孪生同胞等均可患病。

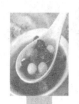

72. 什么是牙菌斑和牙石？它们是怎么形成的？

牙菌斑是存在于牙面或牙周袋中的一个细菌生态环境，细菌在其中生长、发育、繁殖和衰亡，并在其中进行着复杂的物质代谢活动。在条件适合时，细菌的代谢产物可造成牙齿或牙周组织的破坏。菌斑的形成很复杂，首先口腔唾液中的蛋白质靠静电相互作用选择性地沉积在牙面上，然后各种细菌等微生物很快附着上去，开始进行一系列物质代谢活动。菌斑按其部位可分为龈上和龈下菌斑。位于牙颈缘的菌斑与牙周病发生的关系最为密切。

牙石是一种沉积于牙面或修复体表面的钙化或正在钙化的牙菌斑及白垢，由唾液或龈沟液中的钙盐逐渐沉积而成，形成后不易除去。牙菌斑矿化形成牙石，表面粗糙的牙石又为牙菌斑继续积聚提供良好部位，牙石能加快牙菌斑的致病作用主要是由于它表面常可形成未钙化的牙菌斑，可刺激牙龈造成炎症，加之牙石本身坚硬粗糙，对牙龈有机械刺激作用。牙石的多孔结构也容易吸附大量的细菌、毒素。因此，牙石是牙龈出血、牙周袋加深、牙槽骨吸收、牙周病发展的一个重要因素，在治疗中务必去除牙石。

牙石呈黄或白色，亦可因吸烟或被食物着色而变为深色。

牙石形成的速度因人而异，受唾液量、唾液成分、饮食和口腔卫生习惯的影响。在一些容易形成牙石的个体，洁牙后 48 小时，即可见到新的牙石在牙面形成。

73. 什么是𬌗创伤？

𬌗创伤是不正常的口腔咬合接触或咀嚼功能而造成咀嚼系统各部位的病理损害。𬌗的简单含义就是上下牙之间的咬合关系。那么可以造成牙周创伤的殆称为创伤殆。其中包括咬合时的牙尖干扰，过早接触，夜间磨牙，紧咬牙习惯等。这些创伤殆会使过大的咬合力作用于牙周组织，从而造成牙周组织的改建，牙槽骨的吸收，牙齿的松动移位。患者会感到咬东西时牙齿松软无力，甚至疼痛而来就医。当临床医生检查发现是由创伤殆引起的牙周病，就会为患者调磨咬合，去除殆间干扰和早接触，并为患者制作矫治器帮助患者去除夜磨牙和紧咬牙的习惯。如果治疗及时，方法得当，牙周组织的变化是可以恢复的。

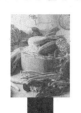 ## 74. 为什么会"塞牙"？

塞牙就是食物嵌塞在牙齿间的缝隙中，是中老年人常见的症状。造成食物嵌塞的原因很多，主要有以下几个方面。

（1）相邻两牙的表面发生龋坏，食物嵌进龋洞中而不容易剔出。

（2）缺牙而未及时镶牙，两旁的邻牙向缺牙的空位倾斜，使牙齿间的缝隙增宽。

（3）补牙及义齿的镶装不合适，与邻牙间有较大的缝隙。

（4）牙龈炎长期未治疗，牙龈萎缩，牙间隙暴露，或患有牙周病，牙齿松动移位，使牙齿缝隙加宽。

（5）牙齿表面的磨耗不均匀，形成过高的牙尖或突出的边缘，在咀嚼食物时，咬合的压力可将食物压入对殆两牙之间，造成嵌塞。

食物嵌塞不仅使人感到难受不适，滞留的食物残渣还会腐蚀牙齿，造成龋坏，刺激牙龈，使牙龈发炎肿胀，以致发展成牙周病。所以塞牙应该请医生查明原因并及时治疗，如充填牙齿邻面的龋洞，及时镶装义齿，拔除错位的第三磨牙，调磨过高的牙尖或陡峭的牙冠边缘等。

除治疗外，患者平时的自我保护也十分重要。不少人有饭后剔牙的习惯，但切忌乱用金属发夹、大头针、小刀或火柴棍儿等坚硬的物件挖剔牙缝，这样做反而会损伤牙龈，日久造成牙龈乳头萎缩，牙齿缝隙更加变宽。牙齿排列不整齐而发生的食物嵌塞，用牙签是不容易剔出的，这时可使用牙线。取一段牙线，用双手将两头拉直，压入牙间隙，做上下内外的拉动，就可将食物残渣从牙缝里带出。这种方法虽比较麻烦，但比使用牙签的弊端要少。

75. 什么是急性坏死性龈炎？

急性坏死性龈炎常见于身体衰弱的少年儿童，患者常有营养不良或近期患过麻疹、疟疾、痢疾等病史。

此病主要表现为牙间龈乳头顶和牙龈边缘出现坏死性溃疡，牙龈充血水肿。开始时只有少数牙齿受累，随后病变迅速扩大，在1~2天内即可波及更多的牙龈。牙齿间龈乳头坏死时，中央凹陷如火山口状。溃疡表面覆有灰黄色"假膜"，实际上这种假膜为坏死物，若将假膜擦去，则可见流血的表面。患者口内发出特殊的腐败臭，牙龈易出血，唾液分泌旺盛，晚间入睡后，唾液分泌仍然很多，以致流积在枕头上。发炎部位有疼痛或木胀感，颌下淋巴结肿大。如病情未受到控制，坏死可向更大区域扩展，累及附近的口腔黏膜，使口腔黏膜上发生溃疡，甚至波及咽峡部，这时就会出现全身症状，有发热、寒战、血象增高等。

患者在急性期第一次就诊时，除对症治疗外，应进行初步的洁牙。根据患者疼痛和出血的程度，首先除去牙间乳头和龈缘的坏死物，初步刮除大块和附着较松的龈上牙石。局部可用3%双氧水冲洗。去除局部坏死物和牙石、菌斑后，只要患者认真注意口腔卫生，用1%~1.5%的双氧水含漱，病情可在1~2天内得到控制和明显减轻。全身给予支持疗法，如维生素C、蛋白质等，在重症而病变广泛者，可口服或局部使用灭滴灵（甲硝唑）。

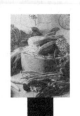

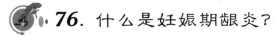

76. 什么是妊娠期龈炎？

有的妇女在怀孕时，会出现牙龈出血肿大，而分娩后自行消失，这种现象称为妊娠期龈炎。

妊娠期龈炎常在怀孕后第2～3个月时发生，表现为全口牙龈特别是牙间乳头明显肿大，牙龈暗红、发亮、松软，易出血。一般无疼痛。有的患者会在怀孕4～6个月时在单个的牙间乳头上长出肉芽肿，它生长较快，质地较软，可有蒂。肉芽肿长大时可妨碍进食，碰触易出血。因此，妇女在妊娠期应注意口腔卫生，控制菌斑，去除牙石。妊娠期肉芽肿在分娩后会逐渐缩小，但要完全消退必须等到除去局部刺激物以后。如不消退，且妨碍进食，则应切除，但切不可在分娩前进行手术。

77. 什么是青少年牙周炎？如何防治？

青少年牙周炎是一种发生于全身健康，无系统性疾病的青少年中的破坏性牙周病。一般认为此病与口腔内特异性的细菌有关，并受家族遗传影响，且有细胞免疫缺陷。

此病始发于青春期，13～25岁的女性对本病有易感性，女性发病多于男性。口腔内检查，发现早期患者的口腔卫生情况一般良好，牙石少，牙龈无明显炎症，牙龈的形态、结构和色泽均接近正常。但当病程进展时则表现为炎症明显，牙间隙增大，食物嵌塞，牙龈出血，牙周袋溢脓，有时也出现脓肿并伴有口臭。此病初起时无明显症状，往往被人们忽视，但并非毫无迹象，这种迹象为有时出现早期牙松动，即在牙龈无炎症或极少炎症的情况下牙齿松动度增加。患者感到咀嚼无力，或牙龈发痒麻木发胀等，以后根据病情的延续，松动逐渐明显。此外，本病早期就会出现牙齿移位，前牙伸长且前突，后来呈扇形展开；后牙出现间隙，以致发生食物嵌塞。

此病的治疗原则是局部和全身治疗相结合。局部要去除微小的刺激因素，如菌斑、牙石等。因为这些微小的刺激因素可引起显著的反应；加强生理刺激（如咀嚼活动）和牙龈按摩；理疗可改善牙周组织的营养，增进其健康；调磨咬合，去除早接触，并对松动的牙用夹板固定；对有条件恢复的移位牙应进行正畸、固定，关闭牙间隙；必要时可进行手术去除牙周袋，建立易于保持洁净的牙龈形态。全身治疗主要是提高机体的抵抗力，注意饮食营养，摄取合理的食物。食物中应注意增加蛋白质，还应给以维生素 C，这点在牙周病的手术期尤为重要。适量的维生素 A、维生素 D 或其他多种维生素，氟化物和其他微量元素均有一定益处。另外，全身还应配合药物治疗，四环素、灭滴灵、牙周宁等药物对于杀灭牙周袋内的细菌，促进牙周组织的修复都有良好的疗效。

78. 为什么会有口臭？

现代人的社交生活日渐增多，若某人患有口臭症，将会使社交活动蒙上一层阴影。

口腔卫生不良是口臭最常见的原因。特别是吸烟者、牙石形成快者以及不经常清洗义齿的人，口臭更为明显。

口腔疾病中的牙周病、智齿冠周炎、口腔溃疡、口腔肿瘤及口腔手术后，都可发生口臭。特别是坏死性龈炎，更有一种强烈的如同臭皮蛋样的腐败气味。

呼吸道疾病发生口臭的情况也较常见。糖尿病患者血液中的酮含量增高，所以呼气中带有甜香的丙酮味。消化道疾病能引起口臭的有消化不良及较严重的胃病。长期便秘也能引起口臭。

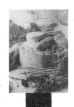
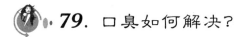

79. 口臭如何解决？

由于口臭的原因较多，所以防治口臭的最基本方法是除去病因，及时发现并治疗有关的器质性疾病。特别要注意饭后和睡前刷牙漱口。保持口腔卫生，定期进行全口洁治。对于经过仔细检查仍不能发现病因的患者，可用其他芳香洁牙剂、芳香漱口水来去臭。

三

口腔黏膜病

80. 什么是口腔溃疡？

有些人在考试期间，或在工作繁忙，休息不好，或有消化不良，或妇女在月经前，口唇内侧、口底、软腭或舌头上常发生单个或两三个圆形或卵圆形的小溃疡，伴有剧烈疼痛，这种病叫口腔溃疡，俗称口疮。

口腔溃疡早期表现为小红点，逐渐扩大，2~3毫米或更大的黏膜表浅性溃疡，其溃疡面如同菜盘状，呈圆形或卵圆形，溃疡面微凹如同菜盘底，并有一层淡黄色薄膜覆盖，称为假膜。其四周能见到一充血带，呈红晕状。可有自发性疼痛或因食物刺激后产生疼痛，如热、酸、辣、硬、油炸等食物刺激。

81. 口腔溃疡为什么会复发？

口腔溃疡常常是周期性发作，复发时间长短与口腔溃疡病史长短有密切关系。病史短时，可以几个月或一年发病一次；病史长时，可以一个月发病一次，或口腔溃疡新旧病变交替出现。

此病的确切病因尚不清楚，但临床观察到复发与以下因素有关。

（1）遗传因素：从复发性口腔溃疡患者的家族史中可追问到其父母有口腔溃疡病史。

（2）自身免疫因素：许多研究资料证明，复发性口腔溃疡患者的

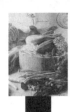

血清中，可发现免疫球蛋白 A 与免疫球蛋白 G 增加。

（3）其他疾病：临床资料表明，有如下问题时可引起口腔溃疡复发，如胃溃疡、十二指肠溃疡、慢性或迁延性肝炎、结肠炎、贫血、偏食、消化不良、腹泻、便秘、睡眠不足、疲劳、月经期等。

82. 口腔溃疡如何治疗？

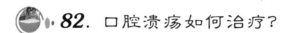

口腔溃疡可因食物刺激产生疼痛，给工作和生活造成影响。在溃疡愈合期间，如果用药控制可以促进愈合。另外，治疗还能延长复发的间隔时间，减少复发次数。

口腔溃疡的病因比较复杂，许多不相同的病因，引起了相同的口腔溃疡表现。临床上常根据不同诱因，分别做出治疗，以达到治愈目的。在家庭中也应考虑口腔溃疡的病因，总结治疗经验，或在医生指导下获得治疗效果。

83. 口腔溃疡的全身治疗方法有哪些？

口服维生素 B 或维生素 C 可增进机体的抵抗力，有助于溃疡愈合。疼痛明显，溃疡较多，间歇期较短的可试用左旋咪唑、转移因子或胸腺素、沙利度胺等免疫调节药物治疗，亦可使用糖皮质激素，如强的松（泼尼松）治疗。此外，全身其他治疗也很重要，如给予镇静，安眠，调节神经及消化道功能的药物。发病时应避免吃刺激性食物。

84. 口腔溃疡的局部治疗方法有哪些？

在溃疡表面涂擦止痛消炎的药物，可防止继发感染，缓解症状。如用 5%金霉素鱼肝油糊剂；1%氢化可的松或强的松糊剂；中成药如冰硼散、锡类散、养阴生肌散等，均可选择使用。但不宜用石炭酸类或硝酸银烧灼溃疡，以免损害健康的组织。

85. 什么是创伤性溃疡？

口腔创伤性溃疡又称"褥疮性溃疡"，是由残根与残冠的锐利边缘，错位牙，不良充填物或修复体等长期慢性机械创伤所引起的溃疡。另一类比较少见的是"自伤性"溃疡，这种溃疡由患者在长期"咬颊""咬舌""咬唇"等不良习惯中所造成。

创伤性溃疡面如同一般溃疡面，在溃疡面出现灰白色或黄白色假膜，其周边炎症引起肿胀。由于溃疡继发感染，在其基底部及其周围组织有坚韧感觉。局部淋巴肿大，并有压痛。

86. 创伤性溃疡的表现有哪些？

创伤性溃疡的早期，在黏膜面可出现片状或点状充血区，可能有轻度肿胀和疼痛。如果引起黏膜面充血的原因没有及时去除，可能出现溃疡。溃疡的大小、形状与刺激物大小、形状相似。最大的创伤性溃疡面如蚕豆大小，最小的可有小米粒大小。可呈圆形或不规则形。有的刺激物与溃疡呈契合状态。

87. 创伤性溃疡的危害有哪些？

创伤性溃疡可因刺激物反复刺激造成溃疡不断加深，不断加深的溃疡一般预后不良。口腔组织的代谢非常旺盛，细胞更新快，反复的机械刺激，易使组织细胞发生突变，进而形成口腔癌。尤其是老年人，因牙齿多年磨耗，边缘多锐利，加之年龄关系，口腔上皮变薄，易受刺激形成溃疡。因此老年人的口底、舌腹和口角区的溃疡，应高度重视其发展变化情况，防止溃疡癌变。

 88. 如何预防创伤性溃疡？

预防创伤性溃疡发生，对人体健康具有重要意义。为此应做到如下几条。

（1）定期做口腔检查，发现龋坏及时修补，防止牙齿形成残根、残冠。

（2）老年人应定期检查牙齿以防牙尖及切缘过度锐利损伤黏膜。一旦发现锐利牙尖应及时磨改，使之变圆钝，以保护黏膜。

（3）经常检查活动义齿或固定义齿等口内修复体，一旦发现折断，卡环变形，固定桥断裂现象，需及时处理。

（4）纠正不良习惯，如咬唇、咬舌等。

（5）避免进食过烫过热的黏性食物，防止黏膜烫伤。

（6）发现残冠、残根牙齿应及时拔除。

89. 什么是白色念珠菌病？

白色念珠菌病是由白色念珠菌感染引起的，亦被称为雪口病。白色念珠菌感染时在口腔黏膜上出现白色绒毛状斑块，犹如牛奶皮黏附在黏膜上。

正常情况下，白色念珠菌存在于口腔、肠道、肛门、阴道及皮肤等部位。这些部位的白色念珠菌一般不致病。

90. 白色念珠菌病的病因是什么？

白色念珠菌是一种条件致病菌，在以下情况下，白色念珠菌可引起口腔病变。

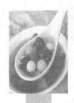

（1）当人们使用抗生素治疗某种感染，大多数致病菌被控制后，使得原来不致病的白色念珠菌迅速生长繁殖，医学上称为菌群失调。由于白色念珠菌可以在口腔各个部位产生病变，表现为舌乳头萎缩，萎缩区的舌面无舌苔，其边界清楚，当食物刺激时产生疼痛，婴幼儿童常因疼痛而拒食。在萎缩区表面可出现黄白色薄膜。

（2）长期佩戴义齿时，可引起黏膜受压区充血，充血小水疱或白色小点状。疼痛可以忍受。口腔医学上称为义齿性口炎。由于义齿表面有无数小气孔，义齿的表面凹凸不平，为白色念珠菌隐藏提供了生长繁殖的有利条件。

（3）分娩过程中，阴道内的白色念珠菌污染婴儿口腔及面部皮肤，导致婴儿患此疾病。

（4）因喂乳器具污染或母亲乳头感染而得此病。喂乳器具污染可由于皮肤某一部位的霉菌感染所致。

91. 口腔白色念珠菌病有什么表现？

白色念珠菌病的好发部位是唇、舌、颊、腭等部位。发病早期可使口腔黏膜充血，病变由红变白，其表面散在分布微凸的白色小斑点，可以相互融合成斑块状，有的似绒毛状紧密黏附着，不易被擦掉。如果强行去除牛奶皮样物质可使局部组织面渗血。儿童常有烦躁不安的表现。

在家庭中，发现口腔白色斑块难以确定时，可到专科医院诊治。在病变区刮取少量组织脱落物，滴入化学制剂，在显微镜下观察，如果发现串珠状结构，即可确定诊断。

92. 白色念珠菌病如何预防？

家庭中防治本病可做如下工作。

（1）预防龋齿：每日早晚刷牙，清除口腔杂物，防止牙齿龋坏，一旦龋坏应立即修补。因龋坏而形成的残冠、残根必须拔除。

（2）经常保持口腔清洁：吸烟者的口腔卫生比较差。有资料表明，吸烟者口腔中的白色念珠菌阳性率高于非吸烟者。舌背人字沟内白色念珠菌阳性率高于口腔其他部位。干燥综合征患者，由于唾液分泌减少，使口腔内食物残渣长期积聚存留，有利于白色念珠菌生长繁殖。

（3）做好义齿清洁工作：如果吸烟者义齿得不到清洁，必然使义齿污染而患义齿性口炎。为此，长期佩戴义齿的人，必须做到每晚睡前洗刷义齿，如同刷牙一样使用牙膏洗刷干净并放入专用玻璃杯中冷水浸泡；如果受压区黏膜充血，可将义齿置于小苏打水中浸泡一会儿，还可用小苏打水含漱，以防止白色念珠菌生存和繁殖。

（4）做好婴幼儿生活用品卫生，每日消毒喂乳用具。喂乳前彻底洗手，防止手污染乳头。婴幼儿的围嘴、小毛巾、小衣服洗干净后经煮沸阳光照晒，晾干后放在专门部位，以防与他人衣物相混而污染。

（5）可用2%～5%苏打水含漱：婴幼儿可用苏打水涂布白色斑块区。或用制霉菌素片，一片溶于50毫升开水中涂抹口腔黏膜治疗白色念珠菌感染。

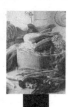 ## 93. 什么是疱疹性口炎？

疱疹性口炎是由于人体感染单纯疱疹病毒所引起的口腔黏膜和颜面部损害的疾病。疱疹病毒通过飞沫传播和直接接触致病。初发后约有半数患者可终身存在病毒，因此，此病具有复发性的特点。

初发的患者多为6个月至2岁左右的婴幼儿，好发于冬春季。开始时症状像感冒，患儿发热，口内唾液分泌增多。一两天后口腔黏膜广泛充血水肿，牙龈红肿，出现成簇小水疱，尤其是邻近乳磨牙的上腭处。疱破后形成浅溃疡，疼痛剧烈。患儿表现为烦躁、拒食。水疱出现后，患儿的烧热减退，溃疡面逐渐愈合，不留瘢痕。病程一般持续 1~2 周。

复发者好发于成人，从 15 岁起发病率增加，30 岁左右为高峰期。感染性疾病、机械刺激、创伤、日晒、月经、进食某些食物、情绪波动等都可促发。表现为口唇周围成簇的小水疱，全身症状轻，可伴有淋巴结肿大。唇疱疹复发前有明显的瘙痒与灼热感，病程 7~10 天，不留瘢痕，偶可有色素沉着。

疱疹性口炎治疗可采用局部与全身治疗相结合。全身给予支持疗法，让患者充分休息，给予抗病毒类药物，如无环鸟苷（阿昔洛韦）、转移因子等。局部涂抹抗病毒软膏。

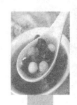

94. 什么是药物过敏性口炎？

药物过敏性口炎是指药物通过口服、注射、吸入、敷贴、局部涂搽、含漱等不同途径进入机体而发生的过敏反应。早期症状为口腔黏膜充血、水肿或出现红斑和水疱等。由于药物不断吸收，症状逐渐加重并形成黏膜溃烂。这种黏膜溃烂面不同于一般口腔溃疡表现，溃烂面上覆盖血性分泌物，溃烂面肿胀，常常引起刺激性剧烈疼痛，儿童因疼痛而拒食。药物过敏的部位以口腔前部多见，如上下唇黏膜、舌背、上腭等。

95. 如何预防药物过敏性口炎？

常见的能够引起过敏的药物有解热镇痛药、安眠镇静药、磺胺类药、抗生素类以青霉素多见，这些药物引起过敏性溃疡的特点有以下方面。

（1）初次过敏：口腔溃疡比较轻微。有些人未引起重视或不知道是由于药物引起的。

（2）重复过敏：口腔溃疡较重，如溃疡面范围大，数量增加，溃疡面红肿，渗血加重，溃疡部位可有多处并分布广，如口腔黏膜，皮肤药疹和外阴部溃疡等。

（3）固定性药疹：指的是某一固定部位多次出现药物反应性病变，下唇和外阴部是好发区。

96. 家庭预防药物过敏性口炎的方法有哪些？

（1）凡是首次使用的药物最好单独服用以便于明确是否引起过敏。

（2）以上所述的几种药物，每次使用都要注意有无过敏现象。

（3）因治疗需要多种药物同时服用时，一旦发生药物过敏，不知是哪种药物时，处理方法是停服所有的药物。如果病情不允许全部药物停止服用，应将最近开始服用的药物首先停服。

97. 如何治疗药物过敏性口炎？

首先停用可疑致敏药物。使用以下抗过敏药物治疗过敏症状。

（1）氯雷他定（开瑞坦）10 毫克，一天一次。

（2）葡萄糖酸钙 0.5 克，每日 3 次口服，连服 3 天。

（3）维生素 C 片 0.2 克，每日 3 次口服。

（4）复合维生素 B 片，2 片口服，每日 3 次。

（5）病情严重时可使用泼尼松（强的松）治疗。病情特别严重时应给予肾上腺素皮下注射。

98. 什么是口腔黏膜白斑？

有些人口腔里长了白色斑块，由于缺乏医学知识，以为不是什么

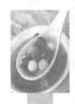

大病，没引起重视，但事实上有些口腔白斑会引起不良后果，所以患者应该定期去医院检查，及时确诊。

有时人们无意中会发现自己的口腔里长了一些白色的斑块，这些斑块不痛不痒，它们大部分是无害的，但是其中的小部分可能会变为口腔癌，所以发现白色斑块后，一定要引起足够的重视。

口腔的白色斑块一般为两类，大部分是吸烟等不良刺激引起的单纯性白斑。另一类白色斑块是没有明显诱因的，它被称为复杂性白斑，这种白斑常发生于舌缘、舌腹、口底，一般没有自觉症状，少部分患者有不适感，舔时会发觉病损发涩，当发生溃疡和伴有念珠菌感染时会有明显的不适感和疼痛，这时患者应该及时到医院就诊。据统计，90%以上的白斑患者都有吸烟习惯，而且吸烟时间越长，吸烟量越大，罹患疾病的危险性就越高。所以戒烟、戒酒、去除局部刺激因素是预防口腔白斑的有效措施。

99. 什么是口腔扁平苔藓？

在口腔颊、舌、唇、腭的黏膜上，有时可以发生一些白色树枝状或网纹状的病损，部分黏膜发红或者糜烂，这种病称为口腔扁平苔藓。扁平苔藓是一种皮肤病，但同时或单独发生在口腔黏膜上的也不少，以中年女性较易发病。扁平苔藓是皮肤和黏膜的慢性炎症，不是由霉菌引起的癣，因此不传染。

皮肤上的扁平苔藓，多为紫褐色的多角形丘疹，发痒。口腔黏膜的扁平苔藓，一般没有明显症状，但如果充血明显或伴有糜烂，则在进食刺激性食物时，会有疼痛的感觉。

长期糜烂的病损有恶变现象，世界卫生组织将其列入癌前状态。口腔局部刺激因素，如过于尖锐的牙尖、残根、残冠、不良修复体及摄食酒精、醋等，可诱发口腔黏膜扁平苔藓及其他病变癌变的可能性，因此去除以上局部刺激因素是防治口腔扁平苔藓的重要措施。对

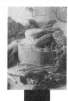
于病情较轻，没有明显症状的患者，建议服用维生素 E，每天 50～100 毫克，连服 2~3 个月。范围较大和有症状的扁平苔藓，局部可贴敷口腔消斑药膜，维生素 A 酸药膜，也可在医生指导下口服氯化喹啉或昆明山海棠、复方苔藓片等中成药。

100. 舌头的常见病有哪些？

（1）裂舌：又称沟纹舌。发病率随年龄增长而增加。其损害为舌背上出现纵横交错的裂缝。裂舌一般没有自觉症状，但食物残渣可能进入沟裂，导致慢性炎症，出现轻度疼痛和口臭。没有症状的裂舌一般不需要治疗，漱口时可将舌头抵住下前牙的舌侧面，使舌背向上拱起，深沟扩张，将滞留在内的食物残渣漱出。有炎症时，局部可涂擦抗生素糊剂。

（2）光滑舌：又称"镜面舌"，是舌背乳头的慢性萎缩性炎症。光滑舌不是一种单独的病，而是一些全身性或局部疾病的表征。如 B 族维生素（叶酸、烟酸等）缺乏时，舌光亮而发红。中医辨证，光滑舌多属阴虚或气血两虚。本病应根据病因进行治疗，如补充复合维生素 B，治疗贫血或内分泌疾病等。

（3）舌叶状乳头炎：叶状乳头位于舌根部舌缘两侧。其深层的淋巴组织较多，加上此处易受到磨牙锐利边缘的刺激，发炎的机会比较多。当舌根及咽部出现不适时，患者常常对镜自检，把舌头伸得很长，这时往往可见到叶状乳头呈充血水肿状，便认为得了癌症而更加频繁地对镜伸舌。过度地伸舌会加重舌的不适。所以，当舌缘有不适时可到医院检查，如只是叶状乳头发炎，一般不需特殊治疗，可对症使用一些含漱剂。

（4）舌癌：舌癌是令人谈虎色变的恶性肿瘤。如果舌头上出现异常斑块，逐渐长大，表面有溃疡，形状似菜花，或者溃疡虽然不大，但经久不愈，都应毫不迟疑地到医院检查确诊，不可随意敷药，以免

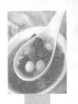

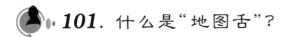

贻误治疗时机。

101. 什么是"地图舌"？

细心的家长会在偶然间发现，孩子的舌背上突然出现一块块大小各异，形状不同的火红色区域，其周围呈白色，像着了色的地图。今天可能出现在舌背前面，而第二天早晨，又出现在舌头的后面，而舌背前面又似乎什么也没有发生过一样。对此，家长会以为孩子得了什么怪病而四处求医。

地图舌又名游走性舌炎，因其常在很短的时间内改变原有的形态和位置而得名。地图上表示"领土"的部分为火红色，它是由舌背丝状乳头萎缩形成；领土的边界呈白色，这是由于丝状乳头增多，隆起而致。

这种患者一般没有症状，但有时会因进食刺激性食物而引起不适。一般丝状乳头萎缩区游走后，原损害区即逐渐愈合，不留痕迹。地图舌无害，也不会恶变，常随儿童年龄增大而自愈，因而也无需治疗。主要是保持口腔局部的清洁，补充维生素和微量元素，如复合维生素 B、施尔康制剂等。若伴有全身性疾病则应积极治疗全身性疾病。

102. 嘴唇有时为什么会肿胀？

在日常生活中，我们有时会感到嘴唇发热、肿胀、外翻，而影响我们的正常社交生活。这种情况是因为患了唇炎，常见的唇炎有以下几种。

（1）单纯性唇炎：表现为嘴唇肿胀、干裂、脱屑或有浅裂口，对此，可选用肾上腺皮质激素软膏或消炎漱口水外敷等方法治疗。

（2）光化性唇炎：常在受阳光照射后发病，主要表现为嘴唇肿胀、糜烂或出现白色增生区域。这种患者应注意遮阳，并试用氯化喹啉治疗。

（3）肉芽肿性唇炎：为慢性进行性唇部肿胀，口唇具有较好的弹性，状似"褥垫"，也不出现糜烂、溃疡等明显的炎性反应。这类患者可试用肾上腺皮质激素治疗，无效时可考虑手术切除。

（4）腺性唇炎：唇部黏液腺肿大，分泌旺盛，挤压嘴唇时有小滴透明黏液从导管口流出。可选用皮质激素软膏外用治疗。

（5）血管神经性水肿：是一种变态反应性疾病，某些食物（如鱼、虾、蟹、蛋、奶类）、某些药物、感染、精神因素（如情绪波动）、物理因素（如寒冷刺激）均可成为本病诱因，临床上有些患者可能不易找到确切的变应原而突然发作。好发于上唇，表现为上唇肥厚翘突，微硬而有弹性，无压痛，光亮潮红或色泽正常。可用抗组胺类药物或肾上腺皮质激素治疗。

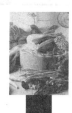

103. 什么是灼口综合证？

灼口综合征常见于中老年人，特别是中年女性。这类患者因口腔内某些部位（如舌）烧灼样、烫伤样的疼痛感而就医，但医生却不能找到明显的病灶，也不能把这类症状归于其他口腔疾病。而且，此类患者的疼痛感常在精力集中的情况下（如看电视、干活）消失，在休息时加重。症状多在晨起时较轻或无，但午后却逐渐加重，到傍晚时最重，入睡后症状又消失。不影响进食和睡眠。

灼口综合征的病因，虽不十分确切，但专家们普遍认为它是一种心身性疾病。因为此类患者心理测试多不正常，而且常在精神受刺激后发病或病情加重，如丧偶、社会家庭关系紧张等。不少人是在亲戚患癌症死亡之后，因怀疑自己也得了相同的疾病而发病。

口服维生素 B_1、维生素 B_2 或复合维生素 B，人工唾液润滑冲洗，$1\%\sim2\%$ 的利多卡因加维生素 B_1、维生素 B_2 行舌神经封闭等，对灼口

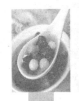

综合征都有一定疗效。但更为重要的是心理治疗，只要保持心身愉快，克服心理障碍及不良习惯，积极治疗全身性疾病，灼口综合征是能够治愈及预防的。

104. 为什么会"烂嘴角"？

入冬以后，不少人的口角出现潮红、脱屑、糜烂，发生皲裂，张口时出血、疼痛。去医院检查，医生诊断为口角炎。

引起口角炎的原因较多，寒冷干燥的气候是一个诱因。它使口唇、口角皮肤黏膜干裂，在此基础上，细菌趁机侵入，引起感染，形成口角炎。这类口角炎被称为感染性口角炎。年老失牙患者，口角皱褶多，唾液从口角溢出便会在口角处形成一个温暖潮湿的环境，有利于白色念珠菌的生长，从而形成霉菌性口角炎。B 族维生素（尤其是维生素 B_2，又叫核黄素）缺乏，也可诱发口角炎，其特点除上述表现外还往往伴有眼和生殖器的损害，如眼结合膜炎、阴囊红斑等。

为了预防口角炎，在冬季应防止口唇干燥，可适当使用防护品。对孩子吃零食、舔口角、咬手指和铅笔等不良习惯，应督促和帮助其改掉。老年失牙患者应佩戴合适的义齿。切忌偏食，食物中应增加肉、蛋、蔬菜等。有全身疾病者更要及时治疗。

105. 什么是手足口病？

手足口病是一种儿童传染病，病原为多种肠道病毒。容易暴发大流行，托幼单位是本病的主要流行场所。3 岁以下婴幼儿发病最多，一年四季均可发病，以夏秋季为发病旺季。

患儿开始多有发热，像感冒，有流涕、咳嗽、没精神、呕吐、便秘、食欲不振等表现。发病 1~2 天口腔黏膜和皮肤出现红斑、水疱，水疱破裂后形成溃疡。溃疡疼痛，患儿不愿进食，3~4 天后好转。

对手足口病的治疗以护理为主。让患儿充分休息，发热要多饮水，吃稀软食物；手、皮肤、被褥要保持干净，不要抓破水疱，以免继发感染。嘴疼不愿吃饭，可在饭前用棉签涂 2% 利多卡因止痛。本病可自愈，预后良好，并发症少见，少数患者可复发。如果患儿发热高，疱疹多，病情重，可服用中药汤剂，以清热、解毒、利湿为主。控制本病的主要措施为及时发现疫情并隔离患者。幼儿园发现病儿应隔离一周，注意日用品、餐具、玩具、便器的消毒。

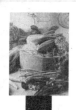 **106. 如何早期发现口腔癌？**

口腔癌是发生于口腔黏膜上的恶性肿瘤，应予以高度重视，及早发现，早诊断，早期治疗可使病情预后良好。

（1）口腔黏膜颜色改变。口腔黏膜一般为粉红色，一旦变成白色、赤红时，则表示黏膜的表皮细胞发生变化，或已为恶性病变之前期。

（2）口腔黏膜或牙龈有绒毛样或菜花样的隆起或迅速增大的肿块。

（3）口腔内有长期不愈的溃疡。一般口腔溃疡两周即可痊愈，如果溃疡超过 4 周仍未愈合，应当格外小心。

（4）某一区域内反复发生的麻木和疼痛，这主要由肿瘤长大压迫或破坏神经所致。

（5）不明原因的牙痛、牙齿松动。

由此，我们应该增强自检意识，不应该对这些表现熟视无睹。

107. 口腔黏膜病与全身疾病的关系有哪些？

口腔黏膜组织是全身组织器官的一个组成部分。祖国医学通过观看口腔黏膜的变化，如舌诊，判断其他组织器官的病变。现代医学也

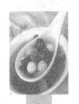

从口腔黏膜的变化作为分析全身性情况的诊断依据。因此，口腔黏膜病与全身疾病有比较密切的关系。

（1）口腔黏膜苍白：多见于缺铁性贫血患者，也见于再生障碍性贫血患者。

（2）口腔黏膜出血：见于急性白血病、慢性白血病和血小板减少性紫癜、血友病。

（3）口腔黏膜淤血：常见于再生障碍性贫血、血小板减少性紫癜、急性白血病、风湿性心脏病。

（4）口腔黏膜溃疡：①粒细胞缺乏症，其溃疡不明显，溃疡面呈灰黑色。②周期性粒细胞减少症，溃疡反复发作。③红斑狼疮，其溃疡周边伴有红色或白色条纹。④慢性胃炎、胃、十二指肠溃疡、溃疡性结肠炎、局限性肠炎都可发生口腔黏膜溃疡。

108. 白血病患者的口腔有何表现？

白血病是造血系统的恶性肿瘤。可有全身的和局部的不同症状，其中口腔症状有可能是白血病的早期症状，如牙龈出血，首先到口腔科就诊，被口腔医生发现是白血病的病例，在临床上并不少见。当然，白血病还可能有其他口腔症状，如牙龈增生、黏膜出血、黏膜溃疡、牙龈坏死、口臭、吞咽困难等，应加以重视。

109. 艾滋病在口腔内有何表现？

艾滋病是由于感染了人类免疫缺陷病毒所致。在口腔中可有以下表现。

（1）感染性损害：如急性假膜性念珠菌病、疱疹性口炎、带状疱疹等。

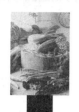

（2）新生物：表现为黏膜发红的包块状凸起，即卡波西肉瘤。

（3）毛状白斑：口腔内，尤其是舌缘出现白色斑块，表现为毛状，抗角化治疗无效。

（4）快速进展性牙周炎，牙槽骨吸收，复发性口腔溃疡等。并伴其他如全身消瘦、发热等表现。

总之，艾滋病的表现多为非特异性的，因此，那些因有过不正当性生活或静脉使用毒品后出现上述症状者，应主动告诉医生，以便及时确诊，以免害人害己。

四

口腔外科疾病

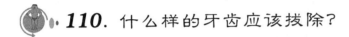

110. 什么样的牙齿应该拔除？

拔牙是口腔颌面外科最常见的手术，是治疗某些牙病和由其引起的局部或全身疾病的手段。由于口腔医学各科的进展，很多病牙可以经过治疗而恢复功能，因而拔牙的适应证也随之变化。下面几种情况可考虑拔牙。

（1）牙体病：牙齿大面积龋坏难以修复者。有时如果牙根及根周情况好，可考虑保留牙根，经过根管治疗后桩冠修复或做覆盖义齿。

（2）根尖病：根尖周围病变，用根管治疗、根尖切除或牙再植术等方法无法保留者。

（3）牙周病：晚期牙周病，牙松动严重，牙周骨组织大部分破坏者。

（4）移位或错位牙：影响功能，妨碍义齿修复的移位或错位牙及过长牙，可以拔除。

（5）多生牙：异位影响美观时应拔除。

（6）阻生牙：阻生智齿反复引起冠周炎或邻牙龋坏者。

（7）滞留乳牙：乳牙滞留，影响恒牙萌出者。

（8）治疗需要：因正畸治疗需要减数的牙；放疗治疗前放疗野内的病灶牙；良性肿瘤或囊肿波及的牙无法保留者。

（9）外伤牙：牙因外伤折裂至龈下或有根折者。

（10）病灶牙：可疑为某些疾病，如风湿病、肾炎、某些眼病

（虹膜睫状体炎、视神经炎、视网膜炎等）的病灶牙可考虑拔除。引起某些疾病如颌骨骨髓炎、上颌窦炎等的病灶牙，在急性炎症控制后也应拔除。

111. 心脏病、高血压患者能否拔牙？

单纯高血压患者如无心、脑、肾等其他合并症一般可以拔牙。但血压如高于180/100毫米汞柱时，应先治疗，控制好血压。

心脏病患者应区分属哪种心脏病及病变程度。以下几种情况一般不能拔牙：①急性心肌梗死或近3～6个月前发生过心肌梗死；②不稳定的或最近才开始的心绞痛；③充血性心力衰竭；④未控制的心律不齐；⑤明显未控制的高血压。

一般的心脏病患者是可以耐受拔牙和其他口腔小手术的。但处于抗凝药物治疗下的患者拔牙时应注意出血问题。如果停药确有可能发生意外，一般认为可不停药，术后应注意止血，可采用加压及局部冷敷等手段控制出血。

112. 糖尿病患者能否拔牙？

未经控制的糖尿病是拔牙的禁忌证，因为拔牙可引起伤口感染影响伤口愈合。如需拔牙，应在糖尿病得到控制，空腹血糖控制在6毫摩尔/升以内且无酸中毒症状时进行，同时术前术后用抗菌药物。

113. 妊娠期间能否拔牙？

对于引起极大痛苦，必须拔除的患牙，在妊娠期间可以拔牙。但如可择期进行，则应全面衡量。在怀孕第4～6个月，手术较为安全。

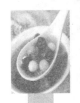

 114. 拔牙麻醉时应注意什么问题？

拔牙常用局部麻醉，主要有浸润麻醉和阻滞麻醉。浸润麻醉是将局麻药注入组织内，作用于神经末梢，使之失去传导痛觉的能力。一般在上颌牙槽突及下颌前牙牙槽突采用浸润麻醉。阻滞麻醉是将局麻药注射到神经干或其主要分支附近，以阻断神经末梢传入的刺激。

局麻可能发生如下问题：晕厥、过敏反应、中毒、肾上腺素反应、注射区疼痛和水肿、血肿、感染、暂时性面瘫、神经损伤、暂时性牙关紧闭。

晕厥：主要由于一时性中枢缺血所致。多因恐惧、饥饿、疲劳、全身状况差以及疼痛、体位不良引起。主要表现为头晕、胸闷、面色苍白、全身冷汗、四肢发冷无力、脉快而弱、恶心、呼吸困难甚至有短暂的意识丧失。预防要注意消除紧张情绪，避免空腹时进行手术。

中毒：当血液内局麻药达到一定浓度时就会出现中毒症状。表现分两型。兴奋型表现为烦躁不安、多话、颤抖、恶心、呕吐、气急、多汗、血压上升；抑制型表现为脉搏细弱、血压下降、神志不清。

肾上腺素反应：由于麻药中的肾上腺素引起。常见症状为头晕、头痛、口唇苍白、血压升高、脉搏快而有力。

血肿：由于注射针刺破血管引起。在黏膜下或皮下出现紫红色淤斑或肿块，数日后，血肿处颜色逐渐变浅，并且缓慢吸收直至消失。出现血肿后，应立即压迫止血，并予冷敷；出血停止后，则改用热敷，促进血肿吸收。

局麻后并发症均应在医生指导下对症处理。

115. 拔牙术后有什么注意事项？

口内所咬纱卷，应在 30 分钟后吐出。

拔牙当天不要漱口刷牙。次日可刷牙，但勿触及伤口。

拔牙当天宜进软食，且食物不要过热。

拔牙后避免用患侧咀嚼，勿用舌舔触创口，不要反复吸吮伤口。

以上措施都是为了使拔牙创内血块凝结，防止术后出血，利于创口愈合。术后 2～3 天内痰中带血丝属正常现象。镶牙要待拔牙 2～3 个月后进行。

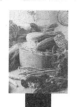 116. 拔牙术后出血应如何处理？

牙齿拔除后半小时，吐出压迫的纱卷，即不再出血，但唾液中带有粉红色。如果仍有明显出血或拔牙三天后仍有出血，则属于拔牙后出血。出血的原因绝大多数为局部因素，如软组织撕裂、牙槽骨骨折、小血管破裂、牙槽窝内存有炎性肉芽、牙槽窝内血块脱离都可以引起出血。偶有由全身因素引起的拔牙后出血，如血小板减少、高血压等。当在家中遇到拔牙后出血，可用消毒棉球放在拔牙创口处咬紧，也可在拔牙创口放些云南白药或止血粉，再咬棉球。如果唾液颜色明显改变，或无血液混杂时，说明出血已止；如果处理无效，应到医院处理。

出血后，口腔内会有不适味觉及腥味，如果反复漱口，会促使再度出血。

117. 拔牙后疼痛如何处理？

拔牙后疼痛可以由于软、硬组织的创伤引起，如拔牙后处理不细，遗留有尖锐的骨缘或过高的牙槽间隔，但引起拔牙后疼痛最主要的原因还是干槽症。干槽症实际上是骨创感染，多认为创伤、感染及拔牙窝过大是主要病因，多发生于下颌阻生智齿拔除后，其疼痛原因是拔牙窝内的神经末梢暴露，受到各种因素的刺激。疼痛往往发生于术后3~4天，疼痛为持续性，可向耳颞部放射，有时口内有明显臭味，局部淋巴结可有肿大、压痛，偶有发生张口受限、低热、全身不适等症状。如果发生干槽症，应到医院进行清创处理，隔离外界刺激，以促进肉芽组织生长。

118. 什么叫阻生齿？

由于邻牙、骨或软组织的阻碍而只能部分萌出或完全不能萌出，且以后也不可能萌出的牙，称为阻生牙。其原因主要是人类的不断进化，食物日趋精细，导致颌骨发育不足，缺乏足够的间隙容纳全部牙。常见的阻生牙有上下颌第三磨牙（智齿）及上颌尖牙，其中以下颌智齿阻生最为常见（图6）。

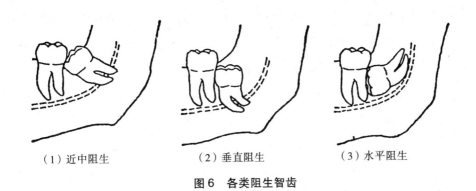

（1）近中阻生　　　　（2）垂直阻生　　　　（3）水平阻生

图6　各类阻生智齿

119. 什么是智齿？

智齿指的是上下颌骨的第三颗磨牙，因为它一般在18~25岁之间萌出，这个年龄期的患者正是长智慧、学本领、比较聪明的时期，所以将这个时期萌出的牙齿称为智齿。

由于人类的不断进化，现在所见到的智齿许多形态有变异，或者

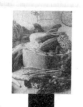

位置有变化，导致阻生。

120. 什么是智齿冠周炎？

人类种系演化过程中，下颌骨有退化倾向，智齿（第三磨牙）是牙列中最后萌出的牙，经常发生阻生。由于下颌智齿的萌出不全，牙冠表面覆盖着龈瓣，一旦有感染，极易引起炎症，称为智齿冠周炎。由于智齿萌出时间一般在18岁左右，故本病多发于18~25岁的青年，并以下颌智齿冠周炎最为常见。

急性智齿冠周炎发病初期，一般无明显全身反应。患者感觉患侧磨牙后区胀痛不适，且当进食咀嚼、吞咽、开口活动时疼痛加重。如病情继续发展，局部可呈自发性跳痛或沿耳颞区出现反射性疼痛。当炎症侵及咀嚼肌附近时，可引起肌肉的反射性痉挛而出现不同程度的开口受限，甚至出现"牙关紧闭"。由于口腔不洁，有时口臭明显，舌苔变厚，自觉龈袋处有咸味分泌物溢出。炎症如果继续发展，全身症状可渐渐明显，如出现不同程度的畏寒、发热、头痛、全身不适、食欲减退及便秘等。口内多可见智齿萌出不全，甚至被肿胀的龈瓣全部覆盖，智齿周围的软组织及牙龈发红、肿胀，龈瓣边缘糜烂，有时可见溢脓。

121. 智齿冠周炎怎样治疗？

智齿冠周炎治疗时，早期发现、及时治疗是非常重要的。在急性期，以消炎、镇痛、增强全身抵抗力的治疗为主。局部保持口腔卫生，每日进食前后用清水或含漱剂含漱，龈袋可用生理盐水、3%过氧化氢溶液冲洗，局部使用碘甘油等药物。此法有良好的清洁、消炎、镇痛作用，是治疗冠周炎的有效方法。同时可全身口服药物治疗。当炎症转入慢性期后，可拔除病灶牙，以防止复发。

智齿冠周炎如果未被控制，炎症可以直接向周围蔓延或由淋巴引流扩散，引起邻近组织器官各间隙的感染。严重者还可沿血液循环引起全身的化脓性感染，甚至合并败血症等。

122. 为什么下颌智齿容易发炎？

智齿牙冠周围软组织的炎症叫做智齿冠周炎。智齿冠周炎是常见病，发生的原因主要有以下几点。

（1）由于下颌智齿萌出最晚，下颌第二磨牙到下颌升支前缘的距离不足以容纳下颌智齿，使智齿萌出受阻，在阻生智齿牙冠的周围包盖着一层软组织龈瓣，牙冠与龈瓣之间自然形成一个间隙，内藏食物残渣和细菌，而这里的温度和湿度都利于细菌的生长，在身体健康和机体抵抗力强时，智齿冠周软组织正常，一旦因感冒、劳累或其他原因引起全身抵抗力下降，就会引起牙冠周围发炎、化脓、疼痛等症状。

（2）由于智齿与邻牙之间常常形成间隙，容易嵌塞食物残渣，可引起附近的牙周软组织炎症。

智齿与颊侧黏膜组织常常接触紧密，其龈颊沟内积存的食物不易被清除，常引起智齿颊侧软组织发炎（图7）。

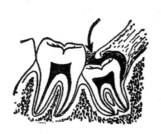

图7 智齿阻生引起的盲袋

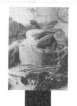

123. 智齿是否一定要拔除？

（1）阻生智齿反复发作冠周炎，应予拔除。但如果为垂直阻生，且有对颌牙，患者又是在萌出年龄，有足够间隙，预计可以萌出者，也可考虑做远中龈瓣切除术，不必拔除（图8）。

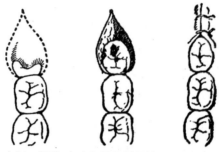

（1）切口设计 （2）切除冠周龈瓣 （3）创面缝合

图8　智齿冠周龈瓣切除术

（2）智齿本身有龋坏，或引起第二磨牙龋坏，或引起食物嵌塞时需要拔除。但如果第二磨牙破坏较大，松动明显不能保留，可考虑拔除第二磨牙。如果此时智齿未完全萌出，有可能向近中移动萌出而代替第二磨牙；如果智齿已萌出，有可能作为义齿基牙时，也可以保留。

（3）正畸治疗时，为预防前牙拥挤或正畸治疗后畸形复发，应拔除智齿。

（4）完全骨埋伏阻生的智齿，怀疑引起某些神经症状的时候，应该拔除。

（5）可能成为颞下颌关节紊乱综合征诱因的阻生智齿，应该拔除。

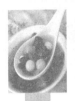

124. 什么叫危险三角区？

颜面部的静脉通常无瓣膜，直接或间接与颅内海绵窦相通；走行于面部肌肉内的静脉，在肌肉收缩的影响下，可使血流转向逆行，致使两侧口角至鼻根连线所形成的三角区内发生的炎症，容易沿面前静脉系统向颅内扩散，因此此区域称为"危险三角区"（图9）。

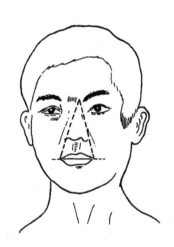

图9　面部危险三角区

125. 什么是颜面部疖？

疖是皮肤、毛囊及皮脂腺的急性化脓性炎症。由一个毛囊及其所属的皮脂腺发生炎症改变时称为疖。疖可发生于全身各部位，特别是毛囊与皮脂腺丰富的部位，如面、颈以及背、腋、腹股沟、小腿等。由于颜面部毛囊皮脂腺丰富，危险三角区又有其独特的解剖生理特点，因此该区的疖一旦遭受外界刺激或损伤，极易引起严重的并发症。

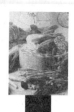

126. 颜面部疖的病因有哪些?

疖的致病菌绝大多数是金黄色葡萄球菌。颜面皮肤的毛囊和皮脂腺内通常都有细菌存在，但多不致病，只有在全身或局部抵抗力降低时，毛囊和皮脂腺内的细菌才能致病引起炎症。因此局部皮肤损伤、不洁、经常受到摩擦刺激，均易导致疖的发生。如果全身情况不好，如体质衰弱、营养不良及糖尿病时也容易发生疖。

127. 颜面部疖的表现是什么?

疖初为一圆形、微红、突起的小结节，有疼痛及烧灼感。以后结节逐渐肿大，数日后中央部坏死变软，顶部出现一黄白色脓栓，疼痛加剧。再经数日，脓栓破溃，排出少许脓液，疼痛缓解，炎症逐渐好转，直至愈合。

128. 颜面部疖的危害有哪些?

发生于颜面部"危险三角区"的疖，若被挤压、搔抓或因挑刺等意外损伤，炎症容易向颅内扩散，引起化脓性海绵窦血栓静脉炎，出现眼睑水肿、球结膜淤血、眼球前突、上睑下垂甚至视力障碍等症状。炎症还可向眼部及周围组织扩散。全身可出现寒战、发热、头痛等，严重时可发生败血症或脓毒血症，危及生命。

129. 应如何正确处理颜面部疖?

初起时，可用 2% 碘酊涂于局部连续多次，保持局部清洁，疖肿可以控制。根据全身症状，可给抗生素，并加强营养，注意休息。并且，疖周围的皮肤也应保持清洁，可用70%酒精涂擦，以防周围的毛囊感染。

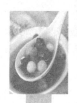

130. 牙挫伤后怎么办？

牙挫伤常发生于直接或间接的外力作用下，如跌倒、打击、碰撞等。进食时突然咬到硬物也可引起牙挫伤。牙挫伤主要是牙周膜和牙髓受损伤。患牙有明显叩痛和不同程度的松动，自觉牙伸长，咬合时和冷热刺激时都很敏感。损伤轻时多可自行恢复；若损伤较重，甚至根尖孔处主要血管断裂，则可引起牙髓坏死，表现为牙冠逐渐变色，牙髓活力逐渐消失，偶尔也可以出现牙髓炎症状，发生继发感染后可引起根尖周组织的急慢性炎症。发生牙挫伤后，轻者可不做特殊处理，重者在1~2周内不要用患牙咀嚼，如果患牙松动明显，可结扎固定。发生挫伤的患牙应定期观察，每月复查。半年后如果牙髓活力正常，牙冠不变色则无需处理，否则应考虑做根管治疗。

131. 牙脱位后怎么办？

牙齿受到暴力重击可发生脱位，包括部分脱位和完全脱位，其中部分脱位又分移位、半脱位和嵌入脱位。无论发生哪种情况，都应尽量保存患牙。如部分脱位，应使患牙恢复到正常位置，然后固定2~3周，如牙齿完全脱位可将脱位的牙齿再植。复位后的患牙要定期复查，当牙髓活力减退或牙冠变色时，应做根管治疗。

132. 牙折后怎么办？

牙折分为冠折、根折和冠根联合折三类。冠折如果未露髓，且无症状时可修复缺损部分；如露髓应做根管治疗。根折和冠根联合折应

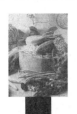

根据折断情况由医生决定治疗方案，多数需要拔除外伤牙。

 133. 什么是癌前病变?

癌前病变是指机体组织的某些病变本身尚不是癌，但经过长期的各种刺激，可能转变为癌。口腔黏膜白斑被认为是最常见的癌前病变之一。及时处理癌前病变是避免发生恶性肿瘤的有效措施。

 134. 放疗前应该做什么准备?

放射治疗前应详细检查、处理口腔情况，拔除口内病灶牙及肿瘤附近的牙，拆除金属冠套及固定桥；去除口腔内的各种金属充填物，改用无阻射作用的充填物，保持口腔清洁，进行全口洁治，以预防放射性骨髓炎的发生。

 135. 放射治疗中可能发生什么反应?

（1）皮肤反应：照射区可能出现皮肤发红、变黑、皮炎、脱毛、溃疡等反应，应注意保持皮肤干燥，避免局部不良刺激及强光照射，预防局部感染。

（2）口腔黏膜反应：因不同放射剂量可出现充血、水肿、溃疡、白色假膜、出血、口干等症状。应使用含漱剂保持口腔清洁，口服维生素，必要时使用抗生素，控制感染。

（3）全身反应：可有食欲减退、恶心、呕吐、头昏、乏力、白细胞及血小板计数降低等反应。应加强营养、调整饮食，定期检查血象，必要时使用升血药物。

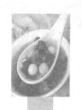

136. 什么是流行性腮腺炎？

流行性腮腺炎是一种急性、全身性、传染性疾病，由腮腺炎病毒引起。常在 5~9 岁儿童发病，但也可以在其他年龄中发病。一年四季都可发病，但多发生在冬春季，通过飞沫传染，因此容易在幼儿园、小学校等集体单位中传播。感染流行性腮腺炎病毒后到流行性腮腺炎症状出现有一段潜伏期，一般为 14~25 天。流行性腮腺炎的传染期一般认为是出现症状起到腺体肿大消失为止，所以一般在发现症状后，应隔离三周，如果与流行性腮腺炎患者有接触，也应隔离三周。

137. 流行性腮腺炎有什么临床表现？

流行性腮腺炎局部表现早期症状是耳下疼痛，很快出现以耳垂为中心的腮腺肿大，炎症加重后，整个腮腺区明显肿大，边缘不清，局部皮肤紧张、发亮，但多不红，皮肤表面发热，触压时疼痛加重。一般先是一侧肿大，几天后另一侧才肿大。发病的第二天，肿胀达到高峰，7~10 天后腺体肿大消失，也有可能拖延较长时间。腮腺导管分泌物无脓液。全身表现可以出现发热、厌食、头痛等症状，体温可上升到 39℃ 或 40℃，一般 5~7 天后体温恢复正常。

流行性腮腺炎发病后可获得终身免疫，但也有第二次甚至第三次发病的。

138. 为什么会发生颞下颌关节弹响？

正常颞下颌关节在下颌运动时无明显弹响或杂音，如关节运动时功能或结构不协调以及有器质性破坏时，由于摩擦或由于髁状突表面不光滑，或运动时将髁状突及关节盘强拉过关节结节而彼此撞击都会

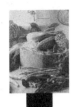

发生关节弹响。

关节弹响为颞下颌关节紊乱综合征的临床表现之一，颞下颌关节紊乱综合征是口腔颌面部的常见疾病之一，好发于青少年，以 20～30 岁患病率最高，开始发生在一侧，有的可逐渐累及两侧，本病多属功能紊乱，但也可由结构紊乱或器质性破坏引起，功能紊乱的患者也可在后期发展为结构紊乱，甚至出现器质性破坏。

颞下颌关节紊乱综合征并非指单一的疾患，它是一组病因尚未完全清楚的疾病的总称。一般认为与精神因素，颌关系紊乱，两侧关节发育不对称，单侧咀嚼习惯，关节负荷过重及寒冷刺激等因素有关，主要表现为关节或关节周围肌肉疼痛，关节运动异常，关节弹响或杂音。

颞下颌关节紊乱综合征的治疗应以综合性的保守治疗为主，消除病因的治疗和对症治疗相结合。应遵循逐步升级的治疗原则，只有在一切保守治疗都无效时，再选择手术治疗。

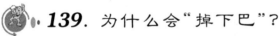

139. 为什么会"掉下巴"？

"掉下巴"即颞下颌关节脱位，是指髁状突脱出关节之外，而不能自行复位的情况。按部位可分为单侧脱位和双侧脱位，按性质可分为急性脱位、习惯性脱位和陈旧性脱位。患者呈开口状，不能闭合。

关节或下颌骨体部外伤、长时间大开口、进行口腔治疗、使用间接喉镜、气管镜、开口器等时滥用暴力，均可导致关节脱位（图10）。

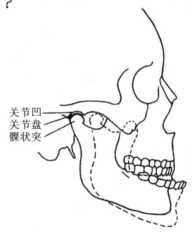

关节凹
关节盘
髁状突

图 10　颞下颌关节脱臼

—— 正常颞颌关节位

－－－ 颞下颌关节脱臼位

140. "掉下巴" 后应如何处理?

颞下颌关节发生急性脱位后,应及时复位。可站于患者前方,二拇指缠上纱布,伸入患者口内,放在下颌磨牙殆面上,其余手指握住下颌骨下缘,逐渐用力压下颌骨向下,当髁状突移到关节结节水平以下时,再轻轻向后推,此时髁状突即可滑入关节窝而复位。当下颌复位时,由于咀嚼肌反射性收缩,可能咬伤术者拇指,故在即将复位时,应将拇指滑向颊侧以避免被咬伤。

急性脱位后,未经适当治疗,可导致关节韧带、关节囊松弛,造成习惯性脱位。如果关节脱位未及时治疗,可形成陈旧性脱位。

141. "掉下巴" 后应注意什么?

下颌复位后,为了使被牵拉受损的韧带、关节盘各附着和关节囊得到修复,必须在复位后固定下颌2~3周,限制开颌运动,开口不宜超过1厘米。如果复位后未得到固定或固定时间太短,被撕裂的组织未得到修复,可以继发习惯性脱位和颞下颌关节紊乱综合征。

习惯性脱位患者在大笑、打哈欠、进食等大开口时均可发生脱位,有时几个月发生一次,有时一个月发生几次,甚至一天数次。对于习惯性关节脱位,单纯限制下颌活动不能达到防止再脱位的目的,一般可注射50%葡萄糖或硬化剂。

对于陈旧性脱位一般以手术复位为主。

142. 导致唇腭裂发生的因素是什么?

(1) 遗传因素:临床上常可见到在唇腭裂患者的直系或旁系亲属中也有类似畸形发生,许多临床研究结果证实遗传因素在唇腭裂的发

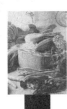

病中起着重要作用。

（2）环境因素：主要指胚胎生长、发育的环境。如果母体的生理状况受到干扰，就可以影响胚胎的生长发育。

1）营养因素：怀孕前三个月，母亲的饮食失调，影响营养摄入，造成维生素等的缺乏。有人调查，在生过畸形儿的妇女中，有的在怀孕早期有明显缺乏钙、磷、铁和维生素B、维生素C、维生素D等情况。

2）感染因素：母体在怀孕初期，遇到某种病毒感染，如风疹等，可能成为唇腭裂发生的原因。

3）内分泌因素：在怀孕早期，如果孕妇生理上或情绪上紧张，出现应激反应，体内肾上腺皮质激素增加，可导致胎儿畸形。

4）药物因素：多数药物进入母体后，都能通过胎盘进入胚胎。其中有些药物可影响胚胎的发育，造成畸形。目前已知抗恶性肿瘤药、肾上腺皮质激素、抗惊厥药物、抗过敏药物和某些安眠药均可导致胎儿畸形。

此外，接触放射线、妇科疾病也可能是导致胎儿发生畸形的因素（图11）。

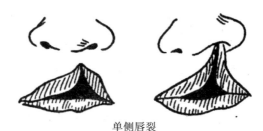

单侧唇裂

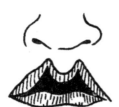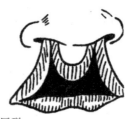

双侧唇裂

图11 单侧、双侧唇裂

143. 如何预防唇腭裂的发生？

了解到可能导致畸形的原因，应该采取积极的预防措施。已婚妇女应该注意全身健康，有贫血、妇科病、糖尿病及甲状腺功能减退时，应及早治疗；对有家族史的育龄妇女，进行必要的优生宣传，并注意孕期对胚胎发育的监测；妇女怀孕期间应注意食物的影响，不能偏食，应及时补充各种维生素及矿物质钙、磷、铁等，同时还应注意避免一切不良的精神刺激，包括过度的情绪紧张和激动。怀孕早期，避免与放射线接触，避免过度劳累和外伤，尽量避免病毒感染；患病后禁用可能导致胎儿发生畸形的药物。

144. 唇腭裂的治疗有哪些？

唇腭裂均以手术治疗为主，但值得注意的是，这种疾病随着出生后的生长发育，会发生一系列变化，除了形态异常外，还常伴有语音不清、听力下降、颌关系紊乱及精神心理障碍等，因此，应采取一种系统性、综合性的治疗原则。根据患者不同发育时期的特点，制订相应的治疗措施。

145. 什么时候是唇裂的手术时机？

国内一般认为进行单侧唇裂整复术，最合适的时期是出生后3~6个月，因为此时病儿已经度过出生后的脱水和体重减轻阶段，并已逐渐增加体重；不但已能适应外界环境，而且对于饮食和消化的困难也都逐渐克服，因此手术的危险性大大减少。早期进行手术，可以尽早地恢复上唇的功能和外形，可以使瘢痕组织减少到最低程度。如伴有完全腭裂，可因唇裂的整复，由于唇部肌肉的生理运动促使牙槽部裂

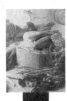

隙逐渐靠拢，为修复腭裂创造有利条件。双侧唇裂整复术较单侧复杂，因为手术出血量较多，手术时间也较长，所以应在出生后 6～12个月进行。在临床实际中应根据病儿的健康情况、唇鼻畸形的严重程度和术者的技术水平以及手术条件而定。因为冬季是上呼吸道感染流行季节，夏季病儿易脱水和创口感染，所以宜春秋施行手术。

146. 什么时候是腭裂的手术时机？

对于腭裂整复术的年龄，目前国内外有两种不同的意见：一种意见主张在 2 岁左右在其学说话之前施行手术，术后病儿可有正常的解剖条件，能比较自然地学习说话；另一种意见主张手术在 5 岁以后进行，其主要着眼点是可避免颌骨发育受限，可以耐受较复杂的手术方法，并且手术较安全等。在实际工作中，首先要考虑的是病儿的全身情况、手术的安全性、手术方法、语音效果和上颌骨的发育等诸因素，也要考虑手术医院的麻醉条件、技术力量及病儿家属的要求。

147. 唇裂术后如何护理？

唇裂手术完毕以后，应使病儿屈膝侧卧，头偏向一侧，以便口内分泌物流出。避免术后发生感冒。病儿清醒后，应限制肘关节弯曲，以免用手抓唇部伤口。病儿清醒后 4 小时，可给予少量葡萄糖水，若无呕吐，可开始喂奶，应用滴管或小汤勺喂饲。唇部创口，使其暴露，不用药物和油膏涂抹。如有流涕、血痂或食物附着时应用双氧水和酒精等量的混合液轻轻擦拭。成人患者的局部创口护理原则基本相同，应进流食 1 周，一般病儿术后 3 个月应复诊，如发现唇部或鼻部仍有缺陷，应考虑在 12 岁以后施行二期手术。如近期随诊没有问题，应于 15～18 岁时做远期随诊，以便评定最后效果。

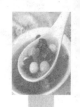

148. 什么是唇裂术后继发畸形?

唇裂经过整复后,有的未能达到满意的效果,有的尚留有一定的缺陷,通常称这种手术后的畸形为唇裂术后继发畸形。造成这种继发畸形的原因有:①手术方法本身有缺点;②畸形较严重,非一次手术能将其彻底修复;③病儿年龄过小,唇部细微结构不明显,以致术中不能将畸形全部修复;④术者缺乏经验;⑤因缝合张力过大或感染造成创口部分裂开;⑥术后出现新的畸形。

149. 唇裂术后常见畸形有哪些?

常见的单侧唇裂继发畸形有上唇过紧,上唇过松,唇红缘不整齐,唇弓不明显,鼻孔异常,鼻小柱歪斜,鼻尖不整,鼻翼塌陷等。常见的双侧唇裂继发畸形有上唇过长,上唇过紧,鼻小柱过短和鼻尖扁平等。

唇裂继发畸形的整复时间以患者发育基本完成后为宜。

150. 腭裂术后护理应注意什么?

腭裂术后,患儿应屈膝侧卧,头低并转向一侧,以便口内血液和涎液流出。术后避免受凉。患者完全清醒后4小时可以喂少量糖水,术后2~3周内应予流质饮食,以后改为半流食,1个月以后可以进普食。术后患者严禁大声哭叫,每日应进行口腔清洗。

腭裂整复术后,只是给正确发音准备了必要的解剖结构条件,但要发出正确的语音,还要进行语音训练,术后1~2个月即可开始训练。训练的第一步是增强腭咽闭合功能,其次是增强节制呼气的功能,然后才练习发音。

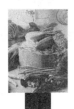

151. 腭裂术后语音训练有哪些？

增强腭咽闭合功能的训练如下。

（1）按摩软腭：可以软化瘢痕组织，增加软腭长度，但进行时间不宜过早，以免造成复裂。方法是自己用拇指由前向悬雍垂方向轻轻按摩。

（2）练习发"啊"或打哈欠，可以抬高软腭，使悬雍垂与咽后壁接触。

（3）练习增加口腔内的气压，方法是深吸气后，紧闭口唇，将空气慢慢呼入口腔，使口腔内注满空气。在口腔内的气压增加到最大时，用力将气喷出。在腭咽闭合尚未完全建立时，口腔内的气流常有部分溢入鼻腔，经鼻孔漏出。如果患者能将气流保持在口腔中而且喷气有力，则表示腭咽闭合功能已逐渐恢复正常。

（4）增强节制呼气功能训练：训练患者持续而有节制地呼气，可以练习吹奏乐器，如口琴、喇叭、笛子等。

（5）练习发音：在腭咽闭合功能恢复正常时，可开始练习发音，先练习发单音，先元音后辅音，在此基础上开始作单字的拼音练习。

（6）练习语句和谈话：在掌握了单字的拼音后，可开始练习语句和谈话，要求语句中的每一个字发音清楚，互不混淆。

152. 舌系带过短应如何治疗？

舌系带过短是一种先天性发育不良，在婴幼儿时期由于口腔各部分组织发育不完全，此时婴幼儿的舌系带呈紧张状态，一般认为，这种紧张状态是正常生理状态，随着儿童年龄的增长，舌头活动能力不断增加，舌系带能适应舌运动的需要，将会松弛，舌运动才能灵活。如果舌系带过短，将影响发音，特别是舌腭音和卷舌音发不准确。

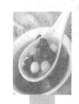

如果舌头伸出口腔时舌尖出现一条沟呈"M"形，或舌上卷时不能抵于腭部，则为舌系带过短。如果发现儿童舌系带过短，应在1~2岁前进行舌系带矫正术，术后加强舌腭音和卷舌音的训练。

153. 什么是齿槽骨骨尖？

牙齿拔除后，缺牙后的牙槽骨可产生大量吸收，缺牙区两侧拔牙后，牙槽骨吸收程度不同时，易形成骨尖。骨尖在佩戴义齿时，会产生疼痛。因此，拔牙后，要检查有没有骨尖形成。一般在拔牙20天后，用手指触摸拔牙创缘，有无压痛及明显隆突，如果有上述情况，应早期局部按摩，促使骨尖吸收。如果按摩后，骨尖仍存在，应进行牙槽骨修整术。

154. 何时需要做齿槽骨骨尖修整术？

牙槽骨修整术的目的，有以下几点。

（1）矫正牙槽骨各种妨碍义齿戴入和就位的畸形。

（2）切除牙槽骨上突出的尖或嵴，以免产生局部疼痛。

（3）切除突出的骨结节或倒凹。

（4）矫正上前牙槽嵴的前突。

一般应在拔牙后2~3个月进行牙槽骨修整术，此时骨的吸收和修复活动已减慢或基本停止，拔牙创也基本愈合。手术后1周可拆线，待伤口愈合后，即可取模、镶牙。

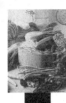
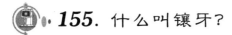

五

口腔修复

155. 什么叫镶牙?

　　镶牙是口腔修复的俗称，主要是针对牙齿缺损、牙齿缺失后的治疗工作。正常人全口共有 32 颗牙（包括 4 颗智齿），除了智齿拔除后不用修复外，其他任何牙齿缺损或缺失都应及时镶牙。现代镶牙技术不仅最大限度地恢复了患者的咀嚼功能，同时也使义齿在美观上大有改善，美容修复已经成为义齿修复的重要组成。

156. 牙齿拔除后为什么要及时镶牙?

　　现实生活中往往有些人牙齿缺失后，特别是缺失一颗或两颗牙时，不能引起足够重视，认为缺一两颗牙齿，对吃饭没有太大的影响，一边缺了牙还可以用另一边吃，后边的牙没有了可用前牙凑合着吃。多年以后再想镶牙时，修复医生会告诉你，你的牙列已经发生了变化，余留牙齿及牙槽骨都发生了改变，给镶牙带来了极大的困难，修复效果会大打折扣。因此，为了维护牙列完整性，提高咀嚼效率，维持正常牙齿的咬合关系，牙齿缺失后要及时镶牙。

157. 镶牙和补牙有什么区别?

　　镶牙需要挂号口腔修复科，而补牙则归属于口腔内科（牙体牙髓

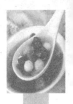

科）。有些患者常因分不清镶牙和补牙的区别，在就诊时挂错了号，找错医生，造成许多不必要的麻烦。其实，镶牙科正规地说应为修复科，除了用人工牙代替缺失的牙齿，各种牙冠、桩冠、牙齿美容修复等工作也在修复科进行。而补牙是对患者牙齿的龋洞等硬组织缺损，使用专用的补牙材料将牙齿龋洞充填好，恢复牙齿的形态和功能，牙齿疼痛需要"杀"牙神经或者牙齿进食敏感时也要找补牙医生，其实牙神经治疗的最后一步就是将牙齿上的各种窝洞用补牙材料充填好，而对于缺损较大不能直接进行充填治疗的牙齿，补牙医生一般都会建议你继续找镶牙医生进行牙冠或桩冠修复。

158. 牙齿缺失后多长时间可以镶牙？

牙齿因龋坏、松动等原因拔除或自然脱落后，会在牙床上留下一个拔牙窝，叫拔牙创。拔牙创的愈合需经过血块形成、血块机化、骨组织形成及改建、上皮形成几个步骤之后才能完成，整个过程需2.5~3个月，但愈合速度受拔牙创伤、拔牙窝大小、患者年龄及全身健康等因素影响，也因人而异。

有的人在拔牙后一个月、两个月内镶牙，还有的人要求拔牙后一周镶牙。凡在以上的时间内镶牙，镶好的义齿随后出现问题较多，最常见的问题是义齿和牙床逐渐不贴合，经过几次修理仍可存在问题，最后不得不重新镶牙。基于这些问题，我们认为镶牙时间应该是拔牙创完全愈合以后，即最后拔牙时间三个月以后。拔牙创愈合后镶牙有如下好处：义齿合适，牙槽骨稳定、承受力强，镶牙对基牙损伤小。因此，提倡拔牙创完全愈合后再镶牙。

159. 镶牙前患者需接受哪些治疗？

我们经常会遇到这样的情景：医生对患者的口腔情况做全面检查

后，告知患者去拔牙、补牙、洁牙或做骨修整手术，许多患者对此十分不理解，以为只是缺几颗牙，镶几颗牙的事，与其他牙有什么关系呢？实际上，镶牙前必要的准备是十分重要的，它的目的是为义齿的修复创造良好的条件，以保证义齿的长期使用效果。因此，镶牙前患者应做以下治疗。

（1）保证良好的口腔卫生：口腔卫生状况直接关系到牙龈、牙周组织的健康以及修复效果和修复体的使用寿命。同时牙结石、牙垢等在牙面上的大量附着，将影响印模的准确性，所以修复前对牙结石和牙垢应彻底清除。

（2）龋病的治疗：在检查中所发现的龋齿均应进行充填治疗。如果龋坏侵及牙髓，则应做根管治疗。

（3）牙周炎的治疗：凡有牙龈充血、肿胀、牙周袋溢脓等牙周炎症状时，应先做牙周病治疗，在炎症消退后再镶牙。

（4）拆除不良修复体：对设计不当的修复体，或修复体已经失去功能，并刺激周围有关组织而又无法改正时应该拆除。

（5）拔除松动牙及无法保留的牙根：一般来说，牙槽骨吸收三分之二以上，牙松动达Ⅲ度者应拔除；如果牙根破坏较大，根尖组织病变较广泛，治疗效果不好的也应予拔除。

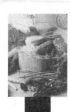

160. 镶牙前医患交流沟通的内容有哪些？

医生在开始为患者进行镶牙之前，需与患者详细交谈，内容需涉及以下几个方面。

（1）为什么要选择现行的治疗方案？这可能是患者的要求，也可能为医生的建议，患者是非专业人士，其要求可能是合乎实际情况的，也可能不是，医生应把检查的结果告诉患者，坦诚而通俗，使患者能接受理解。

（2）能否进行现有镶牙方案，镶牙选择何种材料？义齿有不同的类型，材料也有多种选择，为什么做这种不做那种？患者的理解是配合的前提，医生应措辞恰当，不要做不切合实际的承诺。

（3）患者若同意某镶牙方案，医生需告诉患者治疗的过程和修复体的优缺点、局限性、预后、所需磨除的牙量、时间、费用等。充分的交流才能使治疗过程得以顺利进行。

161. 镶牙时一定要磨牙吗？

有些患者镶牙时非常害怕磨牙，总是要求医生少磨牙，有的甚至拒绝让医生磨牙，这是不对的。磨牙工作主要包括两方面内容：一是对影响镶牙的各种不利因素进行矫正，这个过程叫做口腔准备；二是为修复体提供必要的间隙，这叫做牙体预备。总之，切割牙体组织是为了制成一个牢固、耐用、美观、舒适、和谐的修复体，并长期起到治疗作用而对牙体健康无损害。口腔准备和牙体预备过程中也要防止以下两种倾向：①不必要地过量磨切牙体组织而影响牙体、牙髓健康与修复体固位；②过分强调少磨牙而影响到修复体的质量与就位。

162. 镶牙时需要调磨哪些牙齿？

（1）伸长牙的调磨：由于失牙时间过久，未及时修复，造成对颌牙伸长，对修复治疗和下颌运动有妨碍时，应对伸长牙进行调磨。伸长过多的牙齿，需要根管治疗后进行大量调磨或冠修复来恢复正常高度。

（2）锐尖、锐缘的调磨：当牙齿咬合面出现磨耗不均匀现象时，在上颌后牙的颊尖和下颌后牙的舌尖，常出现有尖锐的边缘。这些尖锐边缘常引起食物嵌塞和牙周组织创伤，同时也经常使舌及颊部软组织受到激惹，因此，有必要对其进行调磨，磨圆钝。

（3）创伤性咬合的调磨：对咬合过程中的早接触点或𬌗干扰部

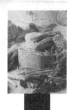

分，应做调磨处理。

（4）倒凹的调磨：有些牙齿过于倾斜，应减小倒凹以利义齿的戴入和避免人工牙与天然牙之间出现间隙而嵌塞食物和影响外观。

163. 活髓牙磨牙后出现疼痛敏感现象怎么办？

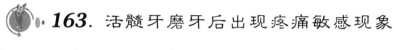

在镶牙时，为开辟足够的修复体间隙和取得就位道，常常要磨除一部分牙体。当牙本质小管受到机械、化学、物理刺激时，牙髓会产生应激反应。根据刺激的强度、性质和持续时间不同，牙髓可出现激惹、急、慢性炎症甚至发生坏死。患者磨牙后出现短暂的阵发性疼痛或者冷热刺激敏感时，可以使用脱敏牙膏或者接受脱敏治疗，观察疼痛的进展变化；若出现明显的自发痛、夜间痛等牙髓炎症状，则需进行根管治疗。

此外，牙髓刺激反应还与牙位、牙体病变部位及患者年龄、个体反应性等因素有关。窝洞越深，牙本质切割量越大，牙体预备时所产生的热量越高，对牙髓的损害就越大。因此，为了尽可能减小牙体预备过程中对牙髓的损伤，医生们应当采取一系列行之有效的方法来保障牙髓组织的健康。

164. 什么是牙体缺损？其原因是什么？

牙体缺损是指各种牙体硬组织不同程度的质地和生理解剖外形的损坏或异常，它常表现为正常牙体形态、咬合及邻接关系的破坏，因而常常对咀嚼、发育、面容、牙髓、牙周组织甚至对全身健康等产生不良影响。

牙体缺损是口腔科的一种常见病和多发病，发病原因主要有龋病、外伤、磨损、楔状缺损、酸蚀症、发育畸形（如釉质发育不全、

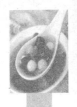

斑釉牙、四环素牙、过小畸形牙）等。

 165. 牙体缺损的治疗方法有哪些？

　　一般情况下，牙体缺损多采用充填治疗（即补牙）的方法，但如果牙齿破坏严重，就应采用修复治疗的方法。用修复手段治疗牙体缺损主要有三种方法：嵌体类、冠类和桩冠类。

　　（1）嵌体：为嵌入牙冠内的修复体。将腐烂变质的牙体组织磨除后，牙冠表面就会留下一个窝洞，用人工材料制作与窝洞形态一致的修复体，再用粘接材料粘在牙齿上，就可以恢复正常的牙体形态了。

　　（2）冠类：无法再用补牙的方法治疗的牙体缺损，医生常会告诉患者去做牙套，这就是医学上所说的牙冠。它既可以部分覆盖牙冠表面（如 3/4 冠、贴面），也可以覆盖整个牙冠表面（全冠）。冠修复体不仅可以使患牙恢复正常的形态和功能，也可以保护补牙材料不脱落、死髓牙冠不劈裂，这就是当患牙填补材料过大时，医生要求患者做牙套的原因。

　　（3）桩冠：就是利用牙根接牙的修复方法。如果牙根不松动，断面在牙龈之上，经过完善的牙根治疗后就可以镶牙了。医生首先在残根根管内粘入固位桩核，再在其上制作全冠修复体，修复工作就完成了。

　　用何种修复体进行修复，应视患者的具体情况及要求，结合临床检查结果，制订合理有效的修复方法。

 166. 什么是烤瓷冠？它有哪些特点？

　　烤瓷冠也叫烤瓷套冠、烤瓷修复，是一种永久性修复方法。金属烤瓷全冠于 1950 年由美国研制成功，是用低熔烤瓷与金合金联合制成修复体，以后又出现非贵金属烤瓷修复体。由于它是先用合金制成

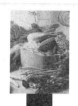

金属基底（又称金属内冠），再在其表面覆盖与天然牙相似的低熔瓷粉，在真空高温烤瓷炉中烧结熔附而成，因而烤瓷熔附金属全冠兼有金属全冠的强度和烤瓷全冠的美观。近年来随着全瓷材料的发展及计算机辅助设计/计算机辅助制作（CAD/CAM）技术的应用，全瓷冠在临床中广泛开展应用。

它的特点是能恢复牙体的形态功能，抗折力强且颜色、外观逼真，表面光滑，耐磨性强，不会变形，色泽稳定，耐酸碱，属永久性修复体，是一种较理想的修复体。烤瓷修复已在我国广泛开展。

167. 烤瓷冠都有哪些种类？临床中如何选择？

烤瓷全冠根据材料的不同分为金属烤瓷全冠和全瓷冠两大类。金属烤瓷全冠根据金属基底内冠的合金组成成分又分为：贵金属（金铂、金钯等）烤瓷冠、非贵金属（钴铬、镍铬）烤瓷冠以及钛合金烤瓷冠。全瓷冠临床中比较常用的是铸瓷全冠和氧化锆全瓷冠。

临床中选择何种烤瓷冠主要是依据美观因素、生物相容性、机械因素、经济因素等多方面考虑。一般认为，贵金属具有更好的生物相容性、铸造性能、边缘密合度和适合性等优点，同时贵金属耐腐蚀不易导致牙龈染色，而非贵金属长期使用金属离子会部分析出，导致牙龈灰染，影响美观。对核磁影像学检查的影响由大到小依次为非贵金属、钛合金、贵金属、全瓷冠。同时患者基牙自身的条件及价格因素也是我们必须考虑的因素。临床选择应根据上述各种因素并结合患者意愿综合选择使用。

168. 烤瓷冠修复的适应证和禁忌证有哪些？

近年来，烤瓷修复技术在我国已广泛开展，由于它美观耐用的特

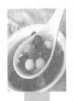

点，不但大量用于牙体缺损的修复治疗，更成为美容修复的重要手段，许多爱美的人士到医院寻求烤瓷修复治疗，以改善牙齿外观。但任何一种治疗方法都不是万能的，同其他治疗手段一样，烤瓷修复也有一定的适应证和禁忌证。

烤瓷修复较多用于前牙的美容和牙体缺损修复，如变色牙、氟斑牙、四环素牙、畸形牙等，残根、残冠经根管治疗后，也可做烤瓷修复。因龋坏或外伤等造成牙体缺损较大而无法充填治疗的前、后牙。有隐裂且症状明显的牙齿。现代观点认为一般牙齿根管治疗后，为减小牙齿以后使用过程中发生劈裂的概率，建议尽早进行全冠修复。

但以下情况不建议采用烤瓷修复方法：青少年恒牙尚未发育完全，烤瓷修复磨牙量较大，会损伤牙髓健康；患牙周病，牙齿松动，牙龈不健康者，要先治疗牙周疾病，以保证修复质量；严重深覆𬌗、咬合紧，或有夜磨牙习惯者，不宜用烤瓷修复。

169. 烤瓷冠修复可不可以不磨或者少磨牙齿？

烤瓷冠是由内层的金属基底或全瓷基底和外层的瓷贴面组成的。一般的厚度在 1.5~2.0 毫米。厚度过薄则材料的强度不足，较脆易碎，且为了形成正常的牙齿形态和颜色，使它看起来更像自然牙，也需要一定的修复空间。烤瓷冠的厚度既然是有一定要求的，如果不磨或者少磨牙齿，是没有办法进行烤瓷冠修复的。

170. "排龈"很痛，可不可以不做？

患者做牙冠采取印模之前，医生会把一根线压在牙龈里面，医学上我们称作"排龈"，患者通常感觉十分疼痛，有时甚至会要求打麻药后进行，那这步操作的目的是什么呢？排龈的目的就是在取印模

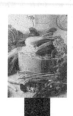

前，在预备后牙体的龈边缘与牙龈之间形成间隙，以使印模材料可进入其间而形成清晰、准确的边缘形态，灌注的模型边缘会十分清晰，以利于技师制作，保证修复体边缘的形态和密合度。因此，为了保证修复的长期效果，排龈步骤是必需的。

 171. 临时牙冠的作用是什么？

牙体预备完以后，到最终牙冠的戴入一般需要 1~2 周的时间，期间所戴的树脂牙冠叫临时冠。临时冠有如下很多功能。

（1）保护牙龈：牙齿预备后失去原有的外形，牙龈也失去了原有的牙体组织的支持，很容易造成牙龈的损伤。

（2）美观功能：尤其是前牙，可以解决美观、语音及交际等问题。

（3）保护牙髓：对于活髓牙，临时冠可以隔绝外界物理、化学等各种刺激，减少牙髓的损伤。

（4）稳定牙齿的位置：牙齿预备后失去了原有的邻接关系，临时冠可以保持这种关系，防止自身及邻牙的微小移动，防止增加戴冠时的难度。

（5）对于多个后牙来说，临时冠可以恢复患者的咬合关系，提供一定的咀嚼功能。

 172. 烤瓷牙的颜色怎么选择？

天然牙的颜色是非常复杂的，要概括所有人的牙色大约需要 800 种色调，不同地区、不同人种、不同年龄、不同性格的人牙色各异，不同的牙，甚至同一牙齿的不同部位的颜色也会有差别。研究表明，人牙没有均一的颜色。

现在应用的烤瓷系统，虽然不能把人牙所有的颜色都概括出来，

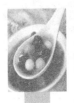

但比起其他修复方法，它有更多的颜色可供患者选择。选择牙色时，应请有经验的牙科医生帮助决定牙色，同时要注意牙列的整体颜色效果，不要一味认为牙齿越白越好，牙色应与您的肤色、年龄等相匹配。比色受环境因素的影响比较大，因此，比色过程中应注意以下几点。

（1）清洁牙面，去除软垢、烟斑、牙石等影响牙齿原色的各种干扰因素。

（2）擦去口红或卸掉浓妆，去除背景色的干扰。

（3）尽量采用自然光比色，减少灯光色的干扰。

（4）就诊开始时比色，以免牙齿干燥及视觉疲劳。

（5）比色应在 5 秒钟之内完成，避免视神经细胞疲劳，每次选色后，凝视蓝色背景色或患者治疗巾等。

（6）选择色调以尖牙为参考，因为尖牙颜色最深，最易确定。

（7）颜色的深浅介于两者之间难以确定时，可选择色浅者，因为牙色从浅到深的调整比较容易。

173. 什么是全瓷冠？

全瓷冠是烤瓷冠的一种，覆盖全部牙冠表面，不含金属内冠的瓷修复体。由于内冠不再使用金属，而采用与牙齿颜色相近的高强度瓷材料制成，因此较金属基底烤瓷修复体更美观，半透明度与天然牙更接近，修复后牙龈边缘表现更自然，可达到以假乱真的效果，且生物相容性好，对周边组织无刺激。全瓷冠还有一个优点就是对颌面部及上颈部的核磁影像学检查没有影响，不会产生伪影，对于需要做头部核磁的患者，全瓷修复体是首选。

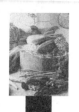 **174. 戴用烤瓷牙需要注意什么?**

烤瓷材料耐磨、抗压、不变色,但脆性大,易碎,不能耐受过大拉力,因此,戴用烤瓷修复体时一定要尽量避免吃过硬的食物,蚕豆、瓜子等尽量少吃,还要注意吃饭时不要硌到沙子,这种非正常的力量极易造成修复体的损坏,如崩瓷或瓷贴面剥离金属基底等。此外,戴用烤瓷牙后一定要定期复查和牙周维护治疗,防止牙龈退缩造成烤瓷牙边缘的暴露,影响美观。

175. 烤瓷冠的"寿命"有多久?

患者进行烤瓷冠修复最关心的问题之一就是烤瓷牙到底能用多久,能不能用一辈子,我们可以反问患者口内余留的健康牙齿能不能坚持使用一辈子,显然答案是不确定的。一个经过正规医生严格、规范、正确的操作、设计、制作的烤瓷牙,戴在口内的使用年限和很多其他因素相关。

(1)烤瓷牙的材料会影响到使用寿命。一般来说,贵的材料更好,一分钱一分货。当其他情况都一样的时候,选择好的材料可以使用得更久一些,也有益于周围组织的健康。不过也不全面,医生会考虑到患者的个体因素差异,选择适合您的材料才是最好的。

(2)烤瓷牙的使用寿命和您牙齿的本身情况关系密切。如牙齿剩余牙体的多少,有没有隐裂,所在的位置,牙周状况,承受咬合力的情况等。

(3)与个人的使用情况有一定关系。每天用烤瓷牙喝稀饭和每天用它啃骨头那肯定是不一样的。

(4)个人的不良习惯。如夜磨牙或紧咬牙患者往往使烤瓷牙"折寿"。

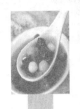

176. 根管治疗后多久才能进行桩冠修复？

桩冠是利用金属冠桩插入根管内以获得固位的一种全冠修复体。应用桩冠修复的牙，必须经过完善的根管治疗，并观察 1~2 周，无临床症状时，即可开始桩冠的制作。有瘘管的患牙，应治疗瘘管，待其封闭。根尖病变较广泛的，则需在根管治疗后，做较长时间的观察，待根尖病变缩小，或经根尖手术治愈后，再修复比较好。

177. 什么是贴面修复？

贴面是在不磨牙或少磨牙的情况下，应用粘接技术，将复合树脂、瓷等修复体覆盖在患牙表面，以恢复牙体的正常形态或改善其颜色外观的一种修复方法。按修复材料可分为树脂贴面和全瓷贴面，其中全瓷贴面具有较好的半透明特征，美观效果好，缺点是强度不够大，因此主要用于前牙的美观修复。而对于咬合较深及有磨牙症或咬异物等习惯的患者不建议使用。对于颜色过深的基牙也不建议使用，因贴面修复后会透出基牙的颜色，影响修复效果。

178. 牙冠戴用后可能出现哪些问题？如何处理？

（1）疼痛：患牙若为活髓牙，在经过牙体切割后，牙齿对冷热刺激会出现牙本质过敏现象。粘固修复体时，消毒药物刺激，粘固剂中的游离酸的刺激，会引起患牙短时疼痛，待粘固剂充分粘结后，疼痛一般可自行消失。若粘固后牙长时间持续疼痛，说明牙髓受激惹严重，应及时去医院看牙医。如修复体粘固后短期内出现咬合痛，多是由创伤拾引起，患者需去看牙医，通过咬合检查并调拾的方法，症状会得到改善。

（2）龈缘炎：修复体粘固后也可出现龈缘炎，表现为修复体龈边缘处的牙龈充血、水肿、易出血、疼痛等，治疗时，医生可局部用消炎镇痛药消除炎症，并调𬌗，尽可能消除或减少致病因素，保守治疗后若症状不缓解，应拆除修复体重做。

（3）修复体松动、脱落：修复体戴用后短期内出现松动、脱落现象，应及时回医院复诊，请修复医生对修复体及患牙做仔细检查，一般原因是：①修复体固位不足，如临床冠过短，形态不佳，呈锥形；②创伤𬌗，咬力过大；③粘固失败。经检查修复体完好者，可再重新粘固，如是设计、制作出现的问题，则应重新制作修复体。

（4）修复体破损、塑料冠变色磨损：修复体戴用过程中可能出现破裂、折断、磨损穿孔等现象。原因是多方面的：①使用不当，如受外力、咬硬物，以瓷修复体和前牙多见；②材料因素；③咀嚼习惯，如偏侧咀嚼、磨耗过重，造成修复体破损。塑料修复体因材料本身的老化，会变成灰黄、灰褐色，另外塑料耐磨性差，因此会出现切端重度磨损现象。出现以上问题，患者应及时复诊，请医生检查，决定治疗方案。

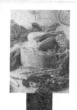 **179.** 牙齿缺失有什么危害？

牙齿缺失后，牙列的完整性就受到了破坏，因而也叫牙列缺损。造成牙列缺损的原因是龋病、牙周病、外伤、颌骨疾病等，但主要原因是龋病和牙周病。牙齿缺失对患者造成的不良影响是多方面的。因缺牙部位和缺牙数量的不同而有所差异，主要表现为以下方面。

（1）咀嚼功能减退：通常后牙缺失或缺牙数目较多时，对咀嚼功能的影响较大，有时虽然个别牙齿缺失，若长期不修复，也会因口腔组织发生改变而影响咀嚼功能。因此，患者应及时镶复缺失牙，以免因时间过长造成修复困难。

（2）牙周组织病变：若牙齿缺失后长期不修复，邻牙会向缺牙侧倾斜移位，对颌牙会伸长，导致牙齿排列和咬合关系紊乱，余牙的颌力负担过重，使牙周组织因创伤而产生病变。

（3）发音功能障碍：缺牙较多，特别是前牙缺失，对发音影响很大，缺牙更多时，影响了舌在发音时的正常运动，也会使发音不清晰。

（4）影响美观：完整的牙列可以维持面部丰满的自然外观。前牙缺失对美观的影响较大，后牙缺失较多时，因牙槽骨萎缩，唇颊部软组织失去支持而凹陷，面部皱纹增加，容颜衰老，对美观影响更大。

（5）对颞下颌关节的影响：牙齿缺失可能会引起颞下颌关节病变，临床可出现关节疼痛、张口受限、关节弹响等一系列症状。

180. 牙齿缺失后有哪些修复方法？

牙齿缺失后一般有三种修复方式：种植修复、固定桥修复及活动义齿修复。前两种都是固定修复，其中种植牙修复不需要磨除牙齿，是目前发展较快的一种修复方式，但是价格较高，对牙槽骨量及相应软组织的要求较高，固定桥修复需要磨除邻近的牙齿，对邻牙损伤较大。而活动义齿修复价格便宜，修复疗程快，但需要每天摘戴，同时活动义齿需要基牙上挂卡环等金属装置对美观有一定的影响，义齿基托对患者的感觉、语音及舒适度影响较大。患者选择何种修复方式需要根据自身的口腔条件及经济状况。

181. 什么是固定桥修复？

固定义齿主要是利用缺牙间隙相邻两侧的天然牙作为支持，通过其上的固位体（牙冠）将义齿粘固于天然牙上，患者不能自行摘戴，故称为固定义齿（即固定假牙）。它由固位体、桥体（人工牙）和连

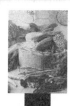

接体组成。固定义齿体积小，无异物感，舒适，不妨碍发音，行使咀嚼功能时稳定，不变位，支持良好，因而咀嚼效率高，接近真牙。但固定义齿需要在真牙上做牙冠，故切割的牙体组织较多，有些患者不能接受，另外，固定义齿牢固粘于口腔内，不能取下清洁，如果义齿封闭不密合，易产生继发龋或牙周疾患。固定义齿的适应证也不及活动义齿广泛，当缺牙数目过多时，则不能使用固定义齿的修复方法（图 12）。

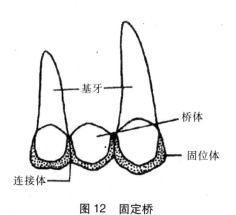

图 12　固定桥

182. 什么是活动义齿修复？

活动义齿是利用天然牙和基托覆盖的黏膜、骨组织做支持，靠义齿的固位体和基托固位，患者能自行摘取活动义齿。它由人工牙、基托、固位体和连接体等部件组成。由于义齿可由患者自行摘戴，因而利于清洁，可及时发现和治疗再次出现的患牙，对真牙的牙体组织切割得也少，有利于保护剩余牙组织。易于修理和加补，如基托折断的修理，基托不密贴的垫底及增添人工牙。由于制作义齿所需设备简单，制作方法较简便（除整铸支架式义齿外），费用较低，故被广泛采用。活动义齿的适用范围也很广，不能用固定方式修复的缺失牙均能用此方法修复。但活动义齿的体积大，部件多，初戴时患者常有异物感，有的影响发音，甚至引起恶心，且咀嚼效率不如固定牙（图13）。

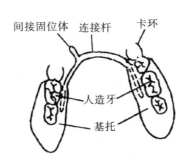

图 13　活动义齿

183. 为什么镶牙时要咬牙印?

咬牙印是一种俗称，医学上称之为取印模。在镶牙时，首先要制取印模。使用专用的弹性印模材料，放置于口腔缺牙区，几分钟后，弹性印模材料凝固成形，即可获得口腔缺牙区和剩余牙齿的阴模。根据阴模，使用口腔镶牙专用石膏，翻制出阳模，这种阳模接近于口腔剩余牙齿和缺牙实际形状，或者说就是口腔牙齿和缺牙区模型。镶牙医生和义齿制作人员，在牙齿模型上，设计出义齿类型。因为口腔剩余牙多少和缺牙具体情况因人而异，各不相同，所以，每个人的口腔牙齿模型上，都要个别设计。因此，制作的义齿具有个体性。

镶牙都要取印模，以得到口腔缺牙情况，再在翻制的石膏模型上制作义齿。所以能否获得准确印模是义齿能否合适的关键工作。获得准确印模不仅需要医生熟练的操作、合适的印模托盘、良好的印模材料及石膏质量，更需要患者的密切配合，经过医患双方的共同努力，才能最终取得满意的印模。

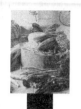

184. 人工牙分几种材料?

人工牙可分为塑料牙、瓷牙、金属背牙和金属𬌗面牙等四种。

塑料牙色泽和透明度较为美观，酷似天然牙，较轻，易于调改，韧性良好，不易破损，和基托结合牢固而不易脱落。但是，经久易变色，易腐蚀，易磨损。成品塑料牙有许多型号，可根据缺牙间隙的大小选择应用。

瓷牙外形和色泽较好，经久不变色，耐腐蚀，耐磨损。但是脆性大，易折断，不便于调改，较重，现已较少使用。

金属背牙由牙面和牙背组成。牙面由塑料和陶瓷所做，牙背由金属所做，主要用于咬合过紧的前牙缺失。这种人工牙强度好，而且可以保证美观。

金属𬌗面牙的𬌗面为金属所做，可以铸造，也可以锤造，其余部分为塑料做成。主要适用于对𬌗牙伸长移位而使间隙过小者；因间隙两侧牙移位而使间隙的近远中距过小者；𬌗力过大者等。它的优点是强度大，能承担较大的咬合力，不易磨损和折裂。

185. 如何选择人工牙?

人工前牙应选形状、大小、颜色均与口腔中剩余前牙类似者，并应要求与患者的肤色、脸形等相称。一般认为，人工牙的形状必须与患者的脸部外形轮廓和谐一致，这样看起来将更显自然。所选人工牙的唇面，应当与脸部的侧面外形弧度相称。脸部侧面外形弧度有凸形、凹形和直线形三种，人工牙的唇面应与之相称，否则就会显得所排人工牙不自然。天然牙颜色和年龄等有关，常随年龄增长而逐渐变暗。同时因年龄增长，天然牙上显然有磨耗，这些都应在人工牙上体现出来，这样看起来就较为自然，否则就不能体现年龄上的真实外观。人工后牙的颊、舌侧宽度，应比其所要取代的天然牙的颊、舌侧宽度要小，这样可以减少支持组织的负担。由于后牙承担的咬合力较大，磨耗较快，因此应尽量选用硬质塑料牙或瓷牙。

186. 义齿基托有几种？作用是什么？

义齿基托分为金属基托、金属塑料基托和塑料基托三种。

金属基托的优点是坚固、舒适、易清洁，对温度的传导性好。缺点是难以做垫衬，不便调改。

金属塑料基托是指将各种金属增强杆包埋于塑料之中形成的基托，强度要比塑料基托好。

塑料基托是整个基托均由塑料制成，能使卡环获得固位，其覆盖面积较大，能够将𬌗力直接传到黏膜和牙槽嵴上，因此覆盖面积越大，支持义齿的力量越大。其优点是色泽类似口腔软组织，容易垫衬。

义齿基托有许多功能：义齿的人工牙可排于其上，起支持人工牙的作用；弥补口腔软硬组织缺损所造成的畸形，恢复外观和功能；可承受义齿在生理限度范围内承受的𬌗力，基托可给予口腔生理性刺激，使牙槽嵴和牙周组织不致产生失用性萎缩；在基托和黏膜之间存在唾液，对义齿起稳定和固位作用；能把咬合力传到口腔组织，并使之合理地均匀分布。

187. 初次戴用活动义齿可能出现哪些问题？如何处理？

（1）疼痛：初戴活动义齿一般都有软组织压痛或基牙（挂钢丝卡环的真牙）疼痛现象，缺牙越多，越容易出现这种情况。而软组织压痛往往由于基托伸展过长，边缘过锐，义齿组织面有小瘤，牙槽嵴部位有骨尖或骨突，覆盖黏膜较薄，义齿摘戴及使用中黏膜受伤所致。出现这种情况，患者应及时就诊，请牙医检查，不要自行修改义齿。需要注意的是，就诊之前，患者应再戴用义齿 1～2 天，使口腔内留下明显压痕，这时再请牙医修改义齿，会更准确有效。

（2）摘戴困难：卡环过紧、基托紧贴牙面、患者第一次戴用活动义齿，没有掌握好义齿摘戴方向和方法，均可造成义齿摘戴困难。这时需调改卡环、磨改基托，教会患者如何摘戴义齿。

（3）发音不清晰：义齿戴用后缩小了口腔空间，舌体活动受限，常有发音障碍，经过一段时间练习，多数人可逐渐习惯。如基托过厚、过大，则需调改基托，以改善发音。

（4）咬颊、咬舌：由于缺牙后，颊部软组织向内凹陷，或天然牙牙尖锐利都会造成咬颊黏膜，这时应请技术员制作义齿时加大后牙覆盖，加厚基托，推开颊黏膜，并调改锐利牙牙尖。人工牙排列过于偏向舌侧，易造成咬舌现象，因而应注意避免将下后牙过于排向舌侧。

（5）恶心和唾液增多：戴义齿后，会有恶心、唾液分泌增多现象，应请医生认真检查是否是基托后缘伸展过多，必要时应磨改。若非义齿原因，患者则需坚持戴用义齿，可逐渐习惯，这些现象即可消失。

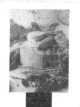

188. 活动义齿戴用一段时间后会有哪些问题？

活动义齿经过一段时间的使用可能出现以下问题。

（1）人工牙的咀嚼磨损：人工牙的咀嚼磨损发生于𬌗面，其表现为𬌗沟、牙尖被磨耗掉，犹如平板，使垂直距离变低，严重时，可改变颞下颌关节正常位置，咀嚼食物时，颞下颌关节酸痛、乏力，出现颞下颌关节紊乱综合征。咀嚼磨损与人工牙的种类有关，塑料牙的耐磨耗性不如瓷牙和金属𬌗面牙。另外与饮食习惯也有关，如喜欢吃硬

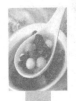

物、油炸物的人，人工牙易于磨耗。

咀嚼磨损修理方法：在磨耗的殆面调磨增加殆面解剖外形和制作食物溢出沟；垂直距离不足或无接触时，需要增加义齿高度，严重的需重新制作义齿。

（2）基托折断：基托过薄、基托材料使用不当、基托内有若干气孔形成，这些因素存在时，可造成基托折裂或折断。另外咀嚼用力不当或义齿落地摔断也是基托折断原因之一。修理时，将折缝对合好，使用"502胶"粘结，如果基托折断对合不好，应戴上折断的义齿取印模，在模型上修理，必要时增加抗折断能力，如增加金属钢丝，防止再次折断。

（3）固位体（卡环）变形：活动义齿的卡环多由钢丝弯制或金属铸造而成，经过一段时间的使用后会产生变形，失去固位性能，其表现是卡环与基牙无接触关系，义齿松动，容易脱落。修理时，应请牙科医生用牙科专用钳夹紧卡环，注意用力要适当，防止用力过大，使卡环折断。

（4）基牙病变：基牙主要病变是牙齿龋坏和牙周炎，如果基牙龋坏过大，可使固位体失去固位的作用，出现义齿松动或脱落。牙周炎可导致牙槽骨吸收，基牙松动，使义齿无法再继续使用。出现基牙病变时，应及时治疗患牙，对于不能保留的基牙，拔除后，义齿一般无法再继续使用，需重新制作新义齿。

189. 活动义齿能用多久？

活动义齿的使用年限因义齿的牙龈及颌骨的状况、义齿材料、义齿的适合程度、使用习惯及保护程度等因素而有所不同。当患者的义齿已经磨损时，或是患者的牙龈与颌骨发生萎缩时，应再找修复医生制作新义齿，如果义齿磨损不严重，仅仅因为口腔软硬组织的变化使义齿的适合性降低，医生会依据义齿牙龈的新形状将旧义齿加以修改后再使用。

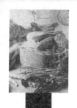 **190.** 全口义齿修复效果的影响因素有哪些?

　　为全口牙都缺失的患者制作的义齿叫全口义齿。全口义齿的效果主要取决于义齿的固位,因患者口内失去了使义齿固位的天然牙,只能靠义齿基托与上下颌黏膜紧密贴合产生的大气压力、吸附力固位,这对患者牙槽嵴的条件提出了较高的要求,高大宽厚的牙槽嵴固位是最好的,低平或者凹状的牙槽嵴修复效果较差,因而待患者口内最后一颗松动的牙拔除三个月后,拔牙创完全愈合,应及时做全口义齿修复,减少牙槽嵴的吸收。此外,患者口黏膜的厚度、弹韧性及唾液的质量也影响义齿的固位。医生及技师的经验及技术也决定了最终的修复效果。

 191. 全口义齿修复前需做哪些检查?

　　修复前要请医生对口腔情况进行全面了解,根据检查结果,制订修复计划。检查的内容包括:颌面部的检查、牙槽嵴条件、上下颌弓的位置关系、系带附着的高低、舌的大小与位置、旧义齿的使用情况、全身健康情况等。

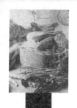 **192.** 全口义齿修复前患者需做哪些准备?

　　镶牙前还应做一系列必要的准备工作,如通过口腔检查若发现患者有残根、残冠及松动牙应立即拔除;如有尖锐骨尖、骨突应视情况施以骨尖、骨突修整术;过分突向颊侧的上颌结节、过大的下颌隆突影响义齿就位或戴用时也应进行修整;唇颊沟过浅,不利义齿固位者,则应行唇颊沟加深术;增生的黏膜组织应在修复前切除,以增加

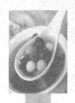

义齿稳定性。术后患者缝线拆除、伤口完全愈合后，口内无其他异常情况，即可开始制取印模，制作全口义齿了。原来戴用过全口义齿的患者需重新制作时，最好先停用旧义齿 1~2 天后再制取印模，以保证印模能准确反映口腔软硬组织的自然状态。

193. 戴用全口义齿应注意哪些问题？

初戴全口义齿的患者应了解掌握全口义齿的特殊性，以便更有效地使用义齿。

（1）戴用全口义齿时，应尽量避免用前牙切咬食物，否则义齿前后翘动，空气进入，会导致义齿脱位。在用后牙咀嚼食物时，也应尽量用双侧咀嚼。

（2）初戴义齿时，应先练习吃软食物。待使用习惯后，再吃硬食物，以免吃硬食物造成黏膜损伤，影响义齿使用。

（3）初戴义齿者，常有恶心、唾液分泌增多，异物感较强的现象，发音也受到一定影响。这是因为全口义齿基托范围较大，基托边缘伸展有一定要求，不能随意缩小，否则会影响义齿固位。经过一定时间的锻炼，患者可逐渐适应。需 2~4 周时间适应。

（4）戴用全口义齿一周左右，若黏膜出现压痛现象，应去医院找医生检查，进行修改，不得自行调整修改，戴用全口义齿一般均需复诊 2~3 次，这属于正常治疗过程，患者对此应有明确认识，不要因一时的不适而放弃治疗，要有一定的自信心。

（5）戴用全口义齿时，黏膜及骨组织承受一定的压力，应得到很好的休息。夜间最好不再戴用义齿，可将义齿清洁干净后泡在冷水中，严禁用开水蒸煮消毒义齿。

（6）戴用义齿后，应注意口腔卫生，进食后应及时清洗义齿，同时清洁口内食物残渣。刷洗义齿时，方法同正确刷牙方法一样（顺着义齿上下方向刷），切勿用重力，以免义齿过度磨损。喝茶、吸烟、喝咖啡等，易使义齿着色，应尽量避免。不能自行清洁的污物，可到医院请医生帮助清洁。

（7）戴用全口义齿一年后，应定期去医院复诊检查，发现问题及时修改，以保护口腔软硬组织健康。

194. 什么是即刻义齿？什么样的人可以做即刻义齿？

即刻义齿又称预成义齿。它是一种在患者的天然牙尚未拔除前预先做好，牙齿拔除后立刻戴入的义齿。

下列情况可以考虑即刻义齿修复。

（1）即刻义齿多用于前牙的修复。因前牙对患者的发音和面部外形非常重要，故特别适用于教师、演员等职业的患者。而且前牙拔除后，伤口容易愈合，采用即刻义齿，效果较好。后牙主要是行使咀嚼功能，手术后立即戴牙，咀嚼时容易产生疼痛，当牙槽骨吸收后，义齿与口腔组织不贴合，影响义齿的支持和固位。

（2）即刻义齿一般适用于青年和中年人，因其机体组织富有生命力，拔牙后伤口容易愈合。对于心血管疾病、血液疾病、糖尿病、结核病等慢性病患者，由于不能耐受拔除较多的牙齿和手术，抵抗力较低，手术后伤口不易愈合，故不宜做即刻义齿。此外，局部患有急性根尖周炎、牙槽脓肿、急性牙周炎等，也不宜采用即刻义齿修复。

195. 即刻义齿的优点是什么？

（1）患者在牙齿拔除以后，立即戴上义齿，可以保持其面部外形、语言和咀嚼功能。不仅可以免除患者缺牙的痛苦，而且可在患者颌面部肌肉，颊舌软组织以及颞下颌关节尚未发生改变的情况下，立即戴上义齿。因此，患者可很快地习惯使用义齿。

（2）容易求得正确的颌位关系。在制作即刻义齿时，因患者口内尚残留有部分天然牙，保持着原有的咬合关系和颌间距离，同时颌面部肌肉的张力和颞下颌关节也未发生改变，所以比较容易确定颌位关系。

（3）拔牙后立即戴入义齿，对拔牙创施加压力，有利于止血。同时还可以保护伤口，使其不致受食物的刺激而引起感染，减轻患者的疼痛，并加速伤口愈合。

（4）减少牙槽嵴的吸收，因为拔牙后立即戴入义齿，能及时恢复生理的功能性刺激，保护牙槽嵴的健康，防止失用性萎缩。

（5）医生可以参照患者口内残留的天然牙，选择形状、大小、颜色相似的人工牙。又可以根据天然牙的位置、牙冠的形状排列人工牙，这样能恢复原有的牙齿排列和面部外形。

196. 戴用即刻义齿时应注意哪些问题？

（1）患者戴义齿后二十四小时内，最好不摘下义齿，以免影响血块形成，而且手术后组织有水肿现象，取下后再戴入义齿就比较困难，可能刺激伤口引起疼痛。必要时服用镇痛药并在面部做冷敷。

（2）在初戴二十四小时之内应吃流质食物，不要吃较硬和过热食物，以免刺激伤口疼痛，或引起术后出血。

（3）戴牙次日患者应到医院复查，摘下义齿，用温盐水冲洗伤口，请医生详细了解并检查戴用义齿情况，修改义齿的压痛区，调整咬合。

（4）患者2~3个月后定期进行检查，这时因牙槽骨吸收基本稳定，如基托与牙槽嵴黏膜之间出现间隙，应及时进行重衬处理和调整咬合，或重新制作义齿。

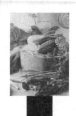 **197.** 什么是覆盖义齿?

覆盖义齿又称上盖义齿,是将病牙的牙根和牙冠,经过系统完善的治疗后保留在牙槽骨内,在此基础上进行义齿修复(可摘局部义齿和全口义齿)。覆盖义齿的基托下保留牙根,因此能减少牙槽骨的吸收,并能增强义齿的固位、稳定和支持。由于基托下面有牙根,在进食时可对食物的性质、硬度有辨别力。同时,也能提高咀嚼的效能。

198. 覆盖义齿有哪些优点?

(1)保护口腔组织:采用覆盖义齿修复可保存过去认为必须拔除的患牙,免除患者拔牙的痛苦和等待伤口愈合的时间。

(2)具有口腔生理功能:由于保留了牙根,即保存了牙周膜本体感受器,使义齿具有区别咬合力大小和方向,判断物体的大小、厚薄的能力。

(3)修复效果好:覆盖基牙的存在,防止或减缓了基牙区及其邻近骨组织的吸收,有效地增强了义齿的固位和稳定,也增强了对义齿的支持作用,提高了义齿的咀嚼效率。必要时还可在覆盖基牙上安装附着体,改善修复效果。

(4)减轻患者痛苦:对患有腭裂、先天缺牙、小牙畸形、釉质发育不全的先天性口腔缺陷的患者,采用覆盖义齿修复,可免除拔牙之苦,既节省时间和费用,又可满足患者对美观和功能的要求。

(5)易修理、易调整:覆盖基牙若因某种原因必须拔除,只需在拔牙区做垫底术,即可改变成为常规义齿。

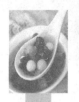

199. 戴用覆盖义齿应注意什么？

戴用覆盖义齿，必须注意以下几点。

（1）保持口腔卫生，预防龋齿发生。覆盖义齿戴入口腔后 2~3 个月内覆盖基牙即可产生龋坏。特别是不注意口腔卫生的患者，龋坏大多发生在牙冠表面和根面上，因此，从制备覆盖基牙时开始就应采取防龋措施，使用覆盖义齿的患者更应注意保持口腔卫生。

（2）预防牙龈炎及牙周炎的发生。牙龈炎多由口腔卫生不良、保留基牙和牙根上覆盖物的边缘刺激龈缘所致。若不及时处理，进而可发展成为牙周炎，最终导致覆盖基牙丧失。如覆盖义齿戴用后患者有压迫感，应及时到医院修改，防止由于基托压迫过紧产生牙龈炎，夜间患者更应停止使用义齿，以保持口腔的清洁。

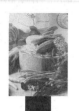
六

口腔正畸

200. 什么是错𬌗畸形？

越来越多的家长已经意识到，需要在合适的时间给自己的孩子进行牙齿矫正。正规医院的病历上，对于这种情况给出的诊断常常是四个字：错𬌗畸形。理论上说，错𬌗畸形是指在儿童生长发育过程中，由于遗传、疾病、营养不良、口腔不良习惯、替牙障碍等因素，造成牙、颌、面部的畸形。显然，每个孩子的情况差异很大，因此临床上错𬌗畸形表现是多种多样的，概括地说，主要分以下三类：①个别牙错位，患者常常这样表述"我觉得这两颗牙不齐""我有一颗牙被挤到里面去了"等；②牙齿总量和基骨总量不协调，患者多表述为"我的牙齿太挤了，没地方长了""我的牙齿很小，有很多牙缝"等；③上下牙弓、颌骨及颅面关系异常，常有"我前牙咬不上""龅牙，嘴太突""地包天"等叫法。

换言之，如果你的牙齿有以上这些情况，就表明你可能需要牙齿正畸。

201. 错𬌗畸形的病因是什么？

因为遗传，孩子的外表一般会与父亲或者母亲一方和（或）双方相像。错𬌗畸形代表的是颌面部的不协调，也具有明显的遗传基础。尤其在黄种人中比较常见的"地包天"错𬌗，家族遗传性和聚集性非

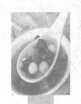

常明显。也就是说，如果父亲和母亲牙齿不整齐，孩子天生能拥有一副整齐漂亮牙齿的可能性很低。

遗传因素之外，还有一些获得性因素会引起错𬌗畸形。比如一些先天获得的发育异常，如唇腭裂、先天多生牙、先天缺失牙等。还比如一些后天获得性因素，如营养不良、内分泌紊乱等。这些因素常常在孩子牙齿长出前就已经存在，是正畸医生很难干预的部分。

从孩子开始长牙起，一些局部因素和不良习惯同样会造成错𬌗畸形。认识和了解这类病因很有必要，其一可以及时阻断；其二可以为将来的正畸治疗提供线索。当孩子习惯性吐舌积累一定时间时，常常会造成上下前牙之间局部开𬌗；长期的吸吮手指有可能造成上前牙外突，上牙弓缩窄等。孩子从 6 岁到 12 岁，会逐渐完成从乳牙列到恒牙列的替换，这个有序变化的过程如果没有顺利进展，比如乳牙该脱落时没有及时脱落，或者还没到脱落时间就提早丢失，都有可能造成继承恒牙列的错𬌗畸形。同遗传因素和获得性因素不同，这类病因，可以在孩子定期口腔检查时早期发现，及时干预。

202. 错𬌗畸形如何矫治？

错𬌗畸形的治疗主要分以下几个方面进行。

（1）生理矫治法：教育儿童正确行使口腔器官功能，如吞咽、咀嚼、发音、呼吸等，纠正功能性因素造成错𬌗畸形的病因，从而达到矫治目的。

（2）口腔不良习惯矫治法：纠正口腔不良习惯，如吮指、吐舌、咬上下唇、咬物（铅笔、袖口、指甲）等，建立有利于牙𬌗发育的良好习惯。

（3）肌功能训练：训练面、颌、唇颊、舌和各部肌肉，促进正常𬌗的建立。

（4）矫治器治疗：使用机械性、功能性矫治器，通过矫治力，对错殆畸形进行矫治，常用的是活动矫治器和固定矫治器。

（5）外科正畸方法：一般用于成人骨性严重错殆畸形。

每一种错殆畸形最终应采用哪一种矫治方法，需经过医生的问诊、面像分析、X线影像测量、模型诊断等综合信息，才能做出正确判断。因此，患者一定要通过正畸医生认真检查，决定治疗方案后再开始治疗，不要盲目自行矫治。

203. 什么是牙齿正畸？

正畸治疗是由正畸医生借助各种矫正器，将牙齿排列到人们希望它到达的位置，消除错殆畸形的治疗方式。理论上说，所有的错殆畸形都需要进行牙齿正畸，以实现全牙列功能和美观的和谐稳定。人们说的"矫正牙齿""戴牙套""整牙"等，都是牙齿正畸的"又称"。

204. 什么情况需要"整牙"？

简单点说，如果需要牙齿在位置上有所调整和改变时，就是需要咨询正畸医生的时候。无论是觉得牙齿太突影响美观，还是因为想拥有像明星一样整齐漂亮的牙齿，健康并有效地移动牙齿的治疗方法就是牙齿正畸。对于这部分有明确诉求的病患，医生与患者充分沟通，决定牙齿如何移动，移动到哪儿，能否实现这种移动等问题后，确定正畸方案，就可以开始正畸治疗。

需要说明的是，系统的正畸治疗以移动牙齿为主要内容，但却绝不仅仅是移动牙齿。在儿童牙颌的整个发育过程中，正畸包含很多内容：教育儿童正确行使口腔器官功能，如吞咽、咀嚼、发音、呼吸等，纠正造成错殆畸形的功能性因素；佩戴特殊的矫正器纠正口腔不良习惯，如吮指、吐舌、咬上下唇、咬物（铅笔、袖口、指甲）等，建立有利于牙颌发育的良好环境；训练面、颌、唇颊、舌和各部肌肉，促进正常咬合的形成。也就是说，牙齿正畸虽然以错𬌗畸形为治疗对象，但仍希望早期干预能阻断错𬌗畸形的形成，或者至少降低错𬌗严重程度。

205. 为什么现在大多数孩子都需要矫正牙齿？

这个问题要从两个方面解释，首先需要说明的是错𬌗畸形发病率，按照经典咬合标准衡量的话，目前已知错𬌗畸形的大致发病率高达 70%，即使标准降低，除外一些不影响功能的个性化咬合，其患病率也高于 50%。所以大多数适龄孩子都戴牙套，与错𬌗的发病率是吻合的。小伙伴们之间的互相影响很有趣，正因为大部分孩子都会矫正牙齿，有时候会遇到这样的情况：一个不需要牙齿正畸的孩子咨询医生，是否可以也戴一段时间牙套体验一下。事实上，这个要求是可以满足的。

那么家长又会问，"好像我小的时候没有这么多整牙的"。从人群的角度来说，错𬌗畸形的患病率不会在几十年发生太大变化，那么为什么近十年人们才感觉身边越来越多的人在矫正牙齿呢？正畸学是比较年轻的学科，在国内真正高速发展普及也不过三十年。同其他疾病不同，一般情况下，错𬌗不会引起疼痛，不会影响生活。所以在经济水平不够高的情况下，人们对牙齿排列整齐、美观的需求要远低于其他物质需求，也远低于其他疾病的就诊需求。过去三十年，中国的经济发生了怎样的变化大家有目共睹。作为美容牙科的重要成员，牙齿正畸的一个天然属性与美有关，同吃饭穿衣一样，人们只有穿得暖了，才会进而要求穿得美，只有吃饱了，才会进而要求吃得好。因此，小学高年级和初中低年级经常看到很多"铁嘴钢牙"的孩子，就再正常不过了。

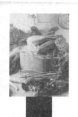 **206.** 什么时候是矫正牙齿的最佳年龄？

人们一般可以从正畸相关的书籍中，找到关于这个问题的明确答案：12～16 岁是矫正牙齿的最佳年龄。为什么是这个年龄呢？因为绝大部分牙齿矫正应该在孩子牙齿完全替换完之后进行。一般儿童都会在上述年龄范围内，完成恒牙咬合的建立，度过生长发育的高峰，面部基本定型后，就可以开始牙齿正畸了。

207. 是不是每个孩子都要等到牙齿换完后整牙？

作为牙齿矫正最佳年龄的补充，应该指出，有些错殆需要在乳牙时期或者牙齿替换时期进行干预，如果错过这段时间，或者会增加正畸难度，或者会延长正畸时间。比如，功能性的地包天，如果能在乳牙期得到及早矫治，可能会避免出现恒牙时期的"兜齿"。及时拔除滞留的乳牙，可能可以避免恒牙因为没有地方而长歪。因此，家长不能认为在孩子 12 岁之前就绝对不用考虑牙齿正畸，最安全的方法，是应该定期看牙医。

208. 如果错过 12 岁，是不是会耽误孩子的牙齿矫正？

牙齿矫正的最佳年龄是个范围，因为不同孩子的牙龄差别很大，临床上，既可以看到 10 岁就完成牙齿替换的孩子，也可以看到 15 岁还有乳牙没有换的孩子，都是正常情况，不必因为与大多孩子不同而担心。此外，最佳年龄是个范围还有一层意思，就是说在一定范围内，早一年晚一年，一般不会有太大的差别，家长不必过分担心。可以结合孩子升学、家庭住址变化等因素，综合考虑孩子开始正畸的时间。最科学的方法，还是定期看牙医，与医生一起商量，确定孩子个性化的矫正时间。

209. 牙齿正畸的原理是什么？

牙齿为什么可以在牙槽骨中移动，最终达到我们希望它在的位置呢？这是因为牙齿和牙槽骨之间有一层膜，学名为牙周膜。牙周膜的形态可以比喻为很多根弹性纤维，附着在牙齿上，将其稳稳地固定在牙槽窝内。当牙齿受到接近生理值的矫正力后，会激发牙周膜发生一系列生物变化，牙齿移动前方的牙周膜受到挤压，刺激牙槽骨吸收；牙齿移动后方的牙周膜发生牵拉，引起牙槽骨再生，最终实现牙齿的缓慢移动。（图 14）

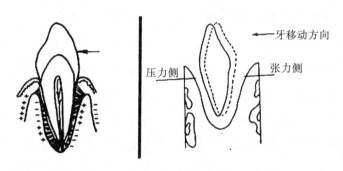

牙移动方向

压力侧　　　张力侧

图 14　牙齿移动

210. 成人可以矫正牙齿吗？

最佳矫治年龄的儿童整牙前后，牙龈和牙槽骨基本维持原来的健康状况。但是，成人与儿童不同，其组织弹性、代谢活性都有所下降。因此成人牙齿受力后，牙龈萎缩程度会比孩子大，牙齿移动的速度也会比孩子慢，直接导致成人正畸疗程较长的问题。但是，这是否就表明，成人不能进行牙齿矫正呢？显然并非如此。医生常常这样向患者进行牙齿正畸的比喻，将牙齿比作树木，而将牙周支持组织比作土壤。只要土壤没有问题，树木就不会有问题。也就是说，只要牙周没有问题，成人是完全可以进行牙齿正畸的。事实上，与孩子相比，成人自控能力强，医从性高，常常可以弥补一些成人正畸的天然缺陷。

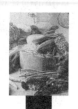 **211. 牙周病患者一定没办法矫正牙齿吗？**

一些牙周病患者因为牙周炎出现了牙齿伸长、牙龈萎缩、前牙间隙等，严重影响美观。考虑到牙齿矫正的原理以及对牙周支持组织的依赖，这类患者还可以进行正畸治疗吗？答案是肯定的。在牙周医生控制了活动性炎症的基础上，采用适当的矫正方法，正畸医生是可以满足牙周炎患者的矫正需求的。

仍然用树和土壤的关系分析牙周病患者，牙周出问题，意味着已经发生了土壤流失，或者土壤性质有所改变，再用常规矫治力移动牙齿就是有风险的，会加重牙龈退缩程度，甚至引起更多的牙槽骨吸收。因此牙周病患者进行正畸治疗的重点，是找到与患者牙周承受度相匹配的矫正力，显而易见，医生会从最低力值开始尝试。尤其需要强调的是，牙周病患者矫正牙齿治疗前、治疗中，都需要配合频繁的牙周维护和监测，为健康移动牙齿保驾护航。

212. 孕妇可以矫正牙齿吗？

怀孕期间，全身激素水平会有较大变化和波动，内分泌系统也会经受比较大的冲击，这些对我们的牙周会有影响。一些孕妇即使维持一贯的口腔卫生习惯，仍会发生牙龈肿胀、炎症，充分说明孕妇的牙

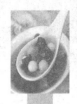

周系统与非孕期相比有较大差别。除了生理因素，还有一些客观因素，比如怀孕带来的孕吐、身体不适，一些孕妇不自觉地会减少刷牙时间和次数，间接地对牙周形成不良影响。在前几个问题当中，我们已经非常清楚牙周与正畸的关系，健康牙周是牙齿健康移动的基础。因此原则上，不建议孕期进行牙齿正畸。

临床上偶尔也会遇到因为患者意外怀孕，结果导致孕期与矫正牙齿时间重合，在这种情况下，也不用过分惊慌。在牙周医生指导下，每天多花些时间和精力维护口腔卫生，保证良好的牙周微环境，顺利结束牙齿正畸是完全有可能的。

213. 为什么矫正牙齿需要拔牙？

为了排齐牙齿，正畸医生有时候会要求患者拔牙，这一比例大概在60%。那么为什么矫正需要拔牙呢？我们知道，矫正牙齿最基本的任务是将牙齿排列整齐。牙齿拥挤就表明没有足够的地方容纳现在的全部牙齿，那么或者减少牙齿数量，或者增加牙根处骨骼数量，后者是很难实现的，因此减少牙齿数量就是必然的了。就好像房间大小固定，只能容纳一定数量的人，为安全起见超员者只能请出房间一样。

现代人牙齿拥挤的比例较我们的祖先是明显增高的，一种理论认为因为人类对食物加工的技术能力不断提高，吃的东西越来越精细，因此牙齿和颌骨随着人类文明发展都是在不断退化的，但在这个过程中，牙齿退化的速度慢于颌骨退化的速度，因此我们虽然不像原始人那样有突出的吻部，但是牙齿数量却变化不大，其最终结果就是牙齿显得多了起来。因此，拔牙在矫正牙齿中非常常见。

214. 正畸拔牙都是拔相同位置的牙齿吗？

不同患者，正畸需要拔除的牙齿是不一样的，具体拔除哪些牙齿

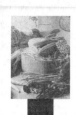
是正畸治疗设计中技术含量较高的部分。事实上，同一个患者，不同医生也有可能给出不同的拔牙方案，虽然很难比较出不同方案之间的对和错，但是不同方案有时候会在疗程和牙齿移动距离上有差异。

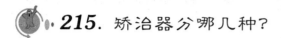

215. 矫治器分哪几种？

用不同的分类标准，矫治器可以分为不同种类。

有一些错𬌗畸形在孩子生长发育高峰期之前，有时可以尝试借助矫治器促进或者限制上下颌骨发育，这些矫治器形式各异，属于功能矫治器或矫形矫治器的范围。这类矫治器常常是可摘的，常常既有口内部分，也有口外部分。

可以摘下来的矫治器也被称为活动矫治器，与其相对应的是固定矫治器。大多数孩子戴得都是这种，因此大家比较熟悉。"钢牙妹"指的就是带了固定矫治器的女孩儿。事实上，因为美观的需求，这类矫治器除了有金属材质的，还有陶瓷材质的，但都需要固定粘在牙齿上。

对于有些成年人，比如播音员、演员，既有牙齿矫治的需求，又对美观要求比较高。对他们而言，可能需要佩戴舌侧矫治器。舌侧正畸是与唇侧正畸相对应的，顾名思义，舌侧矫治器是粘在牙齿内侧的，有较高的美观性。

近年来，还有一种新兴的美观度比较高的矫治器，"隐形矫治器""隐适美"等，是人们可以从各种广告中得到的名字。这种矫正器具有透明、可摘、有时也不需要严格按时复诊等优点，但是适应证有限，建议患者咨询正畸专科医生的意见后慎重选择。

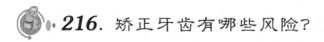

216. 矫正牙齿有哪些风险？

正规医院，医生在开始正畸治疗之前会与患者签署知情同意书，

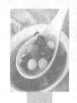

其中对于正畸治疗可能出现的风险有全面概括和总结。这里首先强调，与手术同意书一样，正畸风险知情书中所说的情况，大多数患者并不会遇到。但同所有医疗行为一样，正畸治疗也是有风险的。以下介绍临床常见的正畸并发症。

戴用固定矫正器会增加刷牙不便，尤其需要注意每次进食后认真刷牙，将软垢食物残渣等清除干净，否则易造成牙龈炎、牙周炎、牙齿表面脱钙、缺损以及龋齿等，严重牙周炎患者治疗过程中甚至会出现牙齿松动脱落。

几乎所有正畸患者在矫正牙齿之后，牙根尖会变得轻微圆钝，目前认为其原因是牙齿移动中发生了轻微吸收。事实上，这样极其微量的牙根吸收，无论对牙齿强度，还是牙齿活力都不会造成任何影响。只有非常少见的特发性牙根吸收，才会造成牙根长度变短，牙齿稳定性下降。出现后面这种情况的患者常伴有全身内分泌或免疫系统疾病。

还有一些患者在矫正牙齿后，会出现开口时下颌关节弹响，严重者会出现疼痛。这里需要指出的是，目前医学研究认为，正畸患者的颞下颌关节病（TMD）发病率与普通人群的颞下颌关节病发病率相同。因此一般认为常规正畸治疗既不会引起也不能阻止颞下颌关节病的发生。所以如果矫正牙齿过程中，出现类似症状，建议咨询主治医生，了解相关保健。

217. 牙齿矫正一般需要多长时间？

一般乳牙期和换牙时期的错𬌗畸形矫治需要 1 年左右时间，恒牙期治疗需要 2 年左右。但是一些疑难病例，或者其他特殊病例还需要更长时间。正畸医生在对患者的模型和 X 线片分析测量后，一般会给出大致的矫治时间。总体来说，正畸是项系统工程，追求矫治时间短并不明智。同时在 2 年左右的矫正时间中，可能出现一些意外情况，

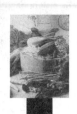
如矫治器损坏、不按时复诊等，影响矫治顺利进行，矫治疗程会相应延长。

 218. 戴牙套后为什么需要定期复诊？

以固定矫治器为例，患者佩戴矫治器后，医生会要求其每四周左右复诊一次。这是因为，矫正牙齿必须以生理性大小的力量移动牙齿，才能保证牙根、牙周等组织的健康。牙齿在牙槽骨中移动却不松动，原因在于合适的矫治力可以促进牙齿移动方向前方的牙槽骨吸收，后方的牙槽骨沉积形成新骨，而正畸力过大时，会对牙齿或牙周造成伤害，力量大到一定程度，就相当于拔牙了。因此，正畸力量必须逐渐施加，每次加力后，随着牙齿移动，牙槽骨发生上述变化，施加到牙齿上的正畸力逐渐减弱，直至第二次加力。如果复诊间隔过短，有可能造成加力过大。如果复诊间隔过长，无形中会延长矫治疗程。目前，动物实验研究结果认为，以 4~6 周复诊间隔进行加力，更有利于牙齿牙周健康。

有时候，复诊时间会有所变化。例如，据说在澳大利亚，由于地广人稀，患者到牙医处复诊距离很远，一位澳大利亚正畸医生发明了一种特殊钢丝，后被称为澳丝，具有力量衰减非常慢的特点，这位医生为自己患者确定的复诊时间是每 3~6 个月复诊一次。另外一个特殊情况是隐形矫治，因为隐形矫治的矫治器是由患者自己在家中佩戴，因此复诊时间相对比较灵活。

总之，矫正牙齿一般是 4~6 周复诊，但医生会根据每次加力的情况有所调整。

 219. 做过矫正的牙齿更容易松吗？

目前没有研究可以证实曾经接受正畸治疗，跟患者几十年后的远

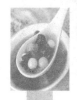
期牙齿松动有关系。事实上排齐后的牙齿，一方面利于清洁，有益于牙周健康；另一方面紧密稳定的咬合对牙周也有稳定作用。人们之所以有这样的疑问，还是与正畸和牙周之间的微妙关系有关。

应该说，牙周健康的患者，经过正规完整的牙齿矫正后，不会引起牙齿松动。

这里有两个条件，一是牙周健康，二是正畸矫正规范。如果做矫正期间牙齿出现松动，一般是以下两种原因，一种情况是开始正畸前，牙周不健康甚至有活动性炎症，会因为牙齿受力加速牙周状况恶化，甚至牙齿松动。另一种情况是不良的正畸治疗遗留了一些咬合隐患，如矫正后的咬合关系不理想，局部形成咬合干扰，或者牙齿倾斜度过大等，对牙周健康是不利的，而牙周出现状况，日积月累的直接结果就可能引起牙齿松动。

220. 矫正牙齿很疼吗？

初戴矫正器及每次复诊加力后，牙齿可能出现轻度反应性疼痛或不适，一般持续 3~5 天后即可减轻及消失。若疼痛持续 3~5 天，不减轻反而加重，或出现其他情况，则需及时与医生联系就诊检查。一般来说，加力较大时，疼痛相应明显；成人疼痛会较儿童明显。然而，需要明确的是，疼痛本身是种病因复杂、受心理影响较大的临床症状，正畸过程中的疼痛程度虽然没有明显的规律，但大都在可承受的范围内。几乎很少遇到患者因为疼痛要求结束治疗的情况。

除了牙齿疼痛，因为矫治器对嘴唇和口腔黏膜的机械摩擦，可能引起溃疡，也会造成黏膜疼痛。或者因为口腔卫生较差，牙龈肿胀发炎，局部会因此肿痛。与牙齿疼痛不同，这两种情况是可以预防或对症处理的。

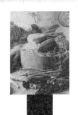

221. 粘接矫正器对牙齿有损伤吗？

目前，固定矫治的方法，是将矫治用的托槽和带环，也就是"牙套"，通过粘接技术粘在牙齿表面。和补牙一样，粘接之前需要对牙面进行酸蚀处理，形成一些肉眼不可见的非常非常细小的孔洞，方便粘接树脂进入，在牙齿表面和矫治器底板之间形成稳固连接。矫治结束后，外力使托槽"底板变形"，从牙齿上去除。残留在牙齿表面的粘接树脂，通过低转速磨头去除或者机械刮除，已经进入牙齿表面细小孔洞的树脂突起留在其内，肉眼不可见，对牙齿表面也没有继续损伤和破坏。因此，认为粘接前酸蚀和磨除残留粘接剂，会对牙齿造成损伤的看法是不科学的。

222. 去除牙套后，为什么牙齿表面局部发白甚至缺损？

临床上，一些患者去除矫治器后会发现，牙齿表面有些地方发白，甚至有些发黑的部位有小的凹陷和缺损，这是否是矫治器对牙齿造成损伤呢？事实上，仔细观察可以发现，这些发白甚至缺损的地方一般位于牙颈部和托槽四周，而真正的托槽粘接的位置，常常是健康牙色。这是为什么呢？首先，我们需要认识一下这些发白和缺损是什么，牙釉质初期脱矿后会发白，进一步脱矿会造成缺损，这正是龋齿的成因。而引起脱矿的原因，是口腔卫生差导致的局部细菌增殖产酸。牙颈部和托槽四周是食物残渣和软垢容易堆积的地方，一旦不好好刷牙，口腔卫生变差，就会形成脱矿。因此，粘接矫正器本身不会损伤牙齿，但因为佩戴矫治器增加了刷牙难度，如果不能保持口腔卫生，牙齿会因此间接受损，形成龋齿。

223. 为什么我想整牙，医生却说需要手术？

有一些患者，造成牙齿不齐或者咬合不佳的原因是颌骨异常。比如上颌骨过大过宽，造成上牙过分前突；下颌骨过小过短，造成小下颌，常常伴发下牙拥挤前倾；下颌骨过长过突而上颌骨较小，导致牙齿出现"地包天"。这时，单独矫正牙齿无法解决问题，因为牙根必须以正常角度位于牙槽骨中，才能保证健康功能，不能无限制地随意移动，更不可能离开牙槽骨，成为无根树木。

一般在18岁之前都处于生长发育期，如果基因中存在上述颌骨异常的生长类型，会在这段时间内逐渐显现。这类患者如果按照"最佳矫治年龄"开始整牙，治疗结果则难以令人满意，即使正畸医生暂时解决了牙齿咬合的异常，随着生长变化，异常颌骨生长类型会重新出现。在患者看来，常常是12~14岁，医生明明已经把矫正完成了，但在保持期间"牙又歪了"；或者更糟糕的是，在正畸治疗过程中，出现"越治越重"的情况。毕竟和生长的力量相比，矫正力量太弱了。前者是印刻在基因上的，就像一个人最终的身高一样，很难被外力改变。对于这种情况，合适的矫正方案，应该是等颌骨生长量完全释放，患者20岁左右，结合外科手术同时矫正颌骨和牙齿异常。

224. 为什么矫正完牙齿还需要戴保持器？

经过矫正的牙齿和颌骨位置均发生了变化，原有的口颌系统平衡被打破，理论上，发生改变的牙齿和颌骨有恢复到原有状态的趋势，这种现象就是"复发"。这也是一些矫正过的牙齿又变得不整齐的根本原因。对抗"复发"的措施就是"保持"。

严格意义上的保持分为自然保持和机械保持。自然保持是指通过建立牙齿尖窝交错的咬合关系，牙周支持组织逐渐适应新的平衡状

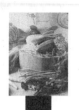

态，最终稳定。但是，很少有患者可以从正畸结束直接进入自然保持，通常要先进行机械保持。这个阶段就需要佩戴保持器。顾名思义，保持器的作用是维持牙齿在结束治疗时的位置，保持治疗效果。

225. 保持器有哪些类型？

保持器形态各异，最常见的是两种可摘类型的，一种是透明压膜保持器，一种是基托式保持器。还有一种固定保持器，粘接在矫正结束的牙齿内侧，不影响美观。医生会结合患者年龄、牙齿排列情况、牙齿形态、口腔卫生等因素来选择保持器的类型。

226. 保持器需要戴多久？

关于保持器戴用时间，一般医嘱 24 小时戴用 1 年，之后改为夜间戴用一年。实际情况中，不建议患者 2 年后完全抛开保持器，而是仍然坚持每周戴用一晚。对于成人患者和某些特殊咬合的患者，甚至应该终身保持，才能稳定保持牙齿矫正的效果。也就是说，在牙齿矫正中，复发是绝对的，保持是相对的。一些错𬌗通过"有限保持"可以获得稳定，而一些错𬌗却可能需要"永久保持"。临床上，对于成人患者，常常建议终身保持。

227. 什么是阻塞性睡眠呼吸暂停综合证（OSAS）？

不少患者因为"打呼噜"寻求医生的帮助。有些打呼噜是单纯性打鼾，医学上称为鼾症。打鼾的原因是睡眠时气道出现狭窄，湍急的气流通过狭窄部位时引起软组织颤动，发出声音形成呼噜。所有可以引起气道狭窄的因素都会引起打鼾。以中老年男性和肥胖女性多见。

常打鼾的人群中有一些会发展或者说转变为阻塞性睡眠呼吸暂停综合征，即 OSAS。

阻塞性睡眠呼吸暂停综合征的主要特点是睡眠时会发生呼吸暂停和低通气。诊断标准是呼吸暂停/低通气指数大于 5，老年人大于 10，常常由内科医生借助睡眠监测确诊是否存在睡眠呼吸暂停，如果以阻塞为主要原因，即可确诊阻塞性睡眠呼吸暂停综合征。一般来说，打呼噜大多在 40 岁左右出现，随着年龄增加，鼾症和阻塞性睡眠呼吸暂停综合征发病率逐渐增加。养老院中，80% 老人都有阻塞性睡眠呼吸暂停综合征。越来越多的证据表明人类很多疾病的发生发展都与睡眠中的呼吸障碍有关，应该引起人们的足够重视。

228. 阻塞性睡眠呼吸暂停综合征有哪些表现和危害？

生活中，睡觉打呼噜的人不少见，很多人并不理解因为打呼噜就医。事实上，阻塞性睡眠呼吸暂停综合征危害很大，对患者日常生活的影响也不容忽视。

首先，阻塞性睡眠呼吸暂停综合征患者鼾声与单纯鼾症不同，常表现为大小频率不一，不似后者柔和规律。阻塞性睡眠呼吸暂停综合征患者的所有临床表现都与睡眠中呼吸暂停和低通气有关。睡眠中会有肢体异常运动，有些只是翻身，有些却会突然坐起。无论晚上卧床睡眠时间多长，频繁发生的呼吸暂停和低通气带来的缺氧，会严重影响睡眠质量，导致白天乏力嗜睡。严重时可能在吃饭、谈话甚至开车时打盹入睡。不了解这一疾病时，人们往往用睡眠不足解释，为健康和工作埋下隐患。随着病情发展，阻塞性睡眠呼吸暂停综合征患者注意力、记忆力受损，逐渐出现猜疑、焦虑等性情。最终，完全不治疗的阻塞性睡眠呼吸暂停综合征会并发心脏病、中风，甚至猝死。

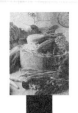

229. 为什么会得阻塞性睡眠呼吸暂停综合证（OSAS）？

到目前为止，阻塞性睡眠呼吸暂停综合征的发病机制并不明确。医生只能就目前发现的一些可能的相关因素，向患者进行如下解释。

第一，上气道形态异常，也就是说，空气从体外进入人体时经过的通路异常。如果局部较窄，加上睡觉时的体位变化，有可能造成阻塞。第二，神经肌肉不协调，比如，睡眠时，负责吸气的肌肉正常工作，但是负责气道打开的肌肉却没有正常工作，空气无法正常通过气道到达肺部，就会出现不协调问题。第三，内分泌方面的异常，阻塞性睡眠呼吸暂停综合征在中老年肥胖男性、绝经期后的妇女、使用类固醇激素的患者中多见，是其与内分泌有关系的间接证据。第四，一些其他因素，比如吸烟，酗酒，使用安眠药，或者肥胖导致咽旁脂肪沉积等。都是阻塞性睡眠呼吸暂停综合征患者的危险因素，有可能延长呼吸暂停的时间，加重缺氧。

正是由于阻塞性睡眠呼吸暂停综合征病因不明确，因此目前所有的临床治疗方法，都是对症治疗，缓解症状。了解这种疾病的存在，有助于患者早期发现，及时就医。

230. 阻鼾器缓解打呼噜的原理是什么？

气道从上到下，分别会经过鼻、口、咽部。阻鼾器佩戴入口腔后，会牵拉下颌向前，相应的，舌头等口内容物也会随之向前移动，口咽部分的气道会相应增宽。如果狭窄阻塞的部位正好在这，佩戴阻鼾器后，可以直接去除阻塞原因，气道自然通畅。

事实上，由于阻鼾器制作相对简单，同手术进行咽部改形以及配置呼吸机等治疗手段相比，更容易被患者接受。因此，确诊阻塞性睡眠呼吸暂停综合征的患者，常常第一站会到口腔科就诊，检查是否具有佩戴阻鼾器的条件（图15）。

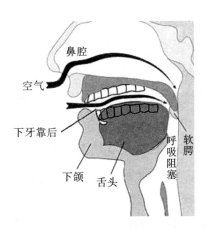

鼻腔

空气

下牙靠后

软腭

呼吸阻塞

下颌　舌头

图15　气道通气

231. 为什么有些人佩戴阻鼾器没有效果？

打呼噜的病因有很多，有些是阻塞原因，有些是中枢性的原因。对于后者，佩戴阻鼾器增大气道宽度，不解决任何问题，对缓解打鼾没有效果。对于前者，如果阻塞发生的部位靠上，接近鼻咽部，可能是由于悬雍垂过大等解剖因素，佩戴阻鼾器对这部分气道增宽作用不大，有时候需要到耳鼻喉科进行局部手术，机械缓解气道的阻塞。如果气道狭窄的部位靠下，远离口咽部，佩戴口腔阻鼾器也没有明显效果。

对于这些情况，可以在治疗前进行核磁检查，明确气道狭窄部位，判断是否是佩戴口腔矫治器的适应证。然而实际情况中，核磁检查本身的费用有时候会大于阻鼾器的制作费用，所以这项检查并不普及。佩戴阻鼾器无效时，患者会自然放弃。

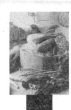

232. 长期佩戴阻鼾器有什么副作用吗？

长期佩戴阻鼾器可能造成的影响有三个方面。第一咬合轻微改变：阻鼾器戴入口腔后，下颌前伸，牙齿咬合位置改变，虽然患者只是在睡觉时佩戴，但每天大约八小时的时间，经年累月，有时候会发生前牙轻微咬不上的情况，或者出现双重咬合的现象。影响牙齿功能时，需要停止戴用。第二是颞下颌关节不适：让下颌处于强迫前伸位，在最初适应过程中，下颌关节局部肌肉会出现紧张、酸痛，同身体肌肉劳累感觉接近。佩戴阻鼾器几年后，有时候可能出现颞下颌关节张闭口时弹响等症状。可暂时停止佩戴，或进行局部理疗，对症处理。第三牙周压力增大：阻鼾器作用在牙齿牙槽上，牵拉下颌向前，上颌牙齿牙周组织承受向后的力，下颌牙齿牙周组织承受向前的力，有可能引起牙龈退缩等继发情况。

需要明确的是，这些变化都是常年佩戴阻鼾器后才可能出现，因此患者需要定期复诊，认真执行医嘱。

七

种植义齿

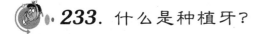

233. 什么是种植牙？

种植牙也叫人工种植牙，有些人以为种植牙就像种庄稼一样，在牙槽骨里埋下牙的种子，过一段时间新牙就可以长出来了。这是一种误解。种植牙并不是真的种上天然牙齿，而是选用与人体相容性好的生物材料，制成特定的形态，植入到牙槽骨内替代天然牙根，然后以此为基础修复缺失牙，恢复缺失牙齿的形态和功能。因此，种植牙实际上是由种植体和种植体支持的上部义齿组成的修复体。

234. 种植牙的优点是什么？

种植牙与传统义齿比较，具有很多优点。它外形逼真，美观，稳定性好，体积小，更舒适卫生，特别是咀嚼功能恢复极好，种植牙以无需磨损邻牙、咀嚼功能强大、生命力更长久，被誉为继乳牙、恒牙后人类的第三副牙齿，它不采用磨损天然牙来固定义齿的方法，最大限度地保护了患者的健康牙齿，是当今国际口腔医学界公认的缺牙首选修复方式。

235. 种植牙的适应证是什么？

由于种植牙自身的优越性，种植牙已成为了人们修复缺失牙最受

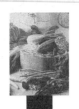
欢迎的方式之一。那么什么牙能做种植修复呢？种植牙都需要什么条件呢？其实种植牙的适应证是很广泛的，但是种植牙的禁忌证也不能忽略。只有正确选择了适应证，才能保证种植牙的成功。那么种植牙的适应证有哪些呢？

（1）年满 18 周岁，颌骨和牙齿都已发育完成的成年人。

（2）个别牙缺失的患者，缺牙区牙槽骨骨质正常，可将种植体直接植入修复缺失牙。

（3）多数牙缺失患者，颌骨条件允许，要求做固定义齿修复者。

（4）全口牙缺失患者，牙槽嵴严重吸收以至过分低平，佩戴传统义齿困难、使用不便，多次做过传统的全口义齿失败者。

（5）患者因心理或生理原因，不能习惯戴用传统义齿者。迫切要求做种植治疗者。

（6）全身状况良好，身体重要器官没有重大疾病，并且没有骨质疏松的人。

 236. 种植牙的禁忌证是什么？

虽然随着种植材料、工艺和种植技术的不断提高，种植牙的适应证已经很广泛了，但有些禁忌证仍然存在，它直接影响种植修复的成功率。遇到以下情况应酌情做种植修复。

（1）有全身性疾病的患者，如白血病、糖尿病、心脏病等，在手术前要告知医生病情，由医生判断是否适合进行手术。

（2）颌骨有病变者，如颌骨囊肿、骨髓炎等。

（3）严重错𬌗、咬合过紧、夜磨牙症及不良咬合习惯者。

（4）患者存在牙槽骨质量和数量的问题，骨质过松，或骨量不足，难以支持种植体，不宜做种植修复。

（5）患者精神紧张不能很好地配合手术，或精神状态不稳定、身体素质欠佳的人。

（6）患者口腔软组织有明显炎症，或有牙周疾病，需治疗后再进行种植手术。

237. 什么时候种植牙合适？

患者在拔除患牙后 3~6 个月，牙槽窝内新骨形成，牙槽骨骨质恢复正常，这时即可到医院进行检查，判断能否做种植牙修复。因此，拔牙后半年做种植牙治疗最好。

238. 种植牙的过程是怎样的？

患者在接受种植手术前，医生除了对患者进行全身健康状况检查外，还要做一些口腔专业检查，如拍 X 线片检查颌骨情况，取模型，制订修复计划等，经过仔细检查无异常者，即可行种植体植入术，在局麻下将种植钉植入牙槽骨内，患者在第二天就可以恢复正常的活动，种植钉植入后，需 3~6 个月的时间与牙槽骨愈合，患者在这一时期可佩戴术前制作的临时义齿。6 个月后，种植钉完全与牙槽骨结合，医生会给患者做第二期手术，在种植钉上连接一个基台，再过 2~3 周，软组织成形后，即可按计划修复义齿（图 16）。

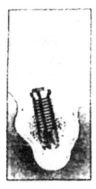 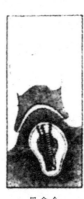 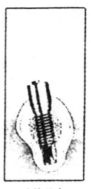 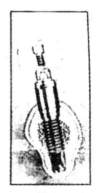

| 植入种植钉 | 骨愈合 | 连接基台 | 修复 |

图 16　种植牙

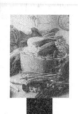
 239. 种植义齿成功的标准是什么？

种植义齿在早期没有统一的成功和失败的评价标准。1978年，国际牙医研究所在波士顿的哈佛牙学院主办了口腔种植学会，讨论了发展方向、种植方法和种植效果，用统一的标准记录分析了病例，拟定出成功的标准，而且通过了5年的种植体存留率达到75%±5%者为种植成功。这一评价标准似乎太概略，临床应用时不够全面，故有的学者提出了补充标准。1979年美国哈佛牙科学院教授、口腔种植专家Schnitman和Shulman提出的五项标准为：①种植体在任何方向上的活动度都小于1毫米；②X线片观察到的种植区透射不超过规定的限度；③种植体周围的骨丧失不超过种植体垂直高度的三分之一；④龈炎可以治愈，无持续感染，邻牙、下齿槽神经管、上颌窦和鼻底均无手术性损伤；⑤种植体功能正常，5年75%的存留率。达到上述五项标准者才算成功。1986年瑞典口腔种植专家Albreksson和Zarb提出的判断标准是：①单个种植体未支持上部义齿时，临床检查种植体应该无动度；②种植体周围在X线片上无任何透射区；③种植义齿行使功能后，第一年种植体周围的垂直方向骨吸收不超过0.2毫米；④种植术后无持续性的和不可逆的疼痛、感染、末梢神经变性，无感觉异常症状，不会导致下齿槽神经管的损伤；⑤在满足上述条件后，5年末的种植体存留率为85%，10年末的存留率为80%者才是成功必备的条件。

 240. 种植手术后应注意哪些问题？

口腔种植手术虽然不是大手术，但术后护理也是十分重要的，否则伤口感染，会导致种植术的失败。种植手术后应注意以下问题。

（1）术后当日患者进半流食或全流食。

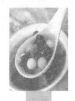
（2）术后 24 小时内不能刷牙，以免刺激伤口。

（3）良好的口腔卫生是人工牙种植成功的重要保证，因此患者应按时进行有效的口腔清洁。尤其是种植体周围的清洁，以免造成感染。

（4）随时观察种植体及创口的情况，发现问题及时解决。

（5）术后 3 个月内不宜吃过硬食物，防止种植体受力过大。

241. 种植牙失败的原因可能有哪些？

种植牙是一种比较复杂的修复方法，从种植体植入手术到种植义齿的戴入，步骤较多，时间长，任何一个疏漏都将导致种植牙的失败。种植牙失败的原因有以下方面。

（1）种植义齿有严格的适应证和禁忌证，病例选择不当，可能造成种植牙失败。

（2）种植体的早期松动将会使义齿部分无法继续完成，种植体早期松动可能因为植入手术不恰当，穿通颊侧或者舌侧骨壁。

（3）种植术后的并发症如龈炎、龈组织增生、瘘管等，这些因素均可能导致种植体脱落。

（4）种植体材料的机械强度不足，或者种植体的形态设计不当，发生种植体破裂或固位螺丝断裂。

（5）种植义齿的冠根比例设计不当，即人工牙根比人工冠短时，由于杠杆作用，容易造成种植体松动、脱落。

（6）种植义齿咬合不平衡，造成𬌗创伤，引起种植体周围骨组织的不均匀吸收，以至于种植体松动甚至脱落。

（7）种植义齿制作工艺中的缺陷，可能造成义齿的支架断裂，或者人工牙损坏。

（8）口腔卫生不良，患者不能有效地维持口腔的清洁卫生，种植牙上菌斑的附着增多，随着时间的推移，最终可能造成种植牙的失败。

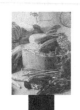

242. 为什么种植手术前需制取诊断模型？

种植修复治疗方案的制订，直接影响修复体的美观和功能，应十分严谨和慎重，为了能正确选择种植钉的位置，首先应对将行种植部位的牙槽嵴形态学进行细致全面的了解，诊断模型即是重要的手段之一。

种植修复体的大小、形状与位置是由邻牙及对殆牙所决定的，因此，要获得成功的种植修复，局部的检查与处理尤为重要。对缺牙区间隙进行检查，包括近远中向、切（殆）龈向与唇（颊）舌（腭）向三个方面，在诊断模型上对缺牙区进行测量并要模拟排牙，以建立殆平面。如果模型显示患者的缺牙区状况处于非理想状态，则需修改治疗方案，或对因邻牙倾斜、对殆牙过长所致间隙不足的患者，对其邻牙或对殆牙进行磨改，做必要的口腔准备后，再进行种植修复。在诊断模型上试排牙可预期修复后的效果。同时也可使患者对未来的修复效果有更全面、更直观的认识。诊断模型的另一个重要作用是用于制作外科模板，以给种植体找到最利于修复或可替代的其他位置。

243. 放射影像学诊断在种植术中有什么作用？

影像学的诊断在种植修复中起着至关重要的作用。完善的影像学检查可为临床医生评估骨的质量和数量并观察种植位置与鼻腔、上颌窦、下颌管、神经孔等解剖标志间的关系提供依据，以保证种植术的成功。

对种植区骨质量做完善检查，可应用不同摄影手段、不同角度投照，主要方法有：口内片、曲面断层片、计算机X线体层扫描（CT

扫描）等，应用时，应根据不同病例进行选择，一般情况下，可选用
口内片和曲面断层片。口内片可提供缺牙区局部骨质量的细节性图
像，但由于牙片较小，有时难以全面反映口内缺牙区情况；曲面断层
片可使医生对上下颌骨的骨质骨量及剩余牙的情况做全面了解，其缺
点是影像一定程度失真，影像重叠，不易辨别细微结构。对于颌骨严
重吸收的无牙颌患者，除上述 X 线片摄影外，还应采取 CT 扫描手段
设计定位，CT 扫描有许多优点，成像快、具有高精密图像、图像可
重组、不失真，重要的是它可建立颌骨的三维立体模型，真实反映颌
骨的高度、宽度及厚度，为医生设计种植钉部位提供了最有利的
依据。

　　为了在第一阶段手术中使种植体的位置植入得更准确，利用模板
进行影像学诊断也是经常使用的方法之一。在模板上预期放种植钉的
位置插入阻射的指示针，在影像学诊断中即可获得以下信息：①种植
钉部位的骨量及骨的质量；②在最适宜修复的位置放置种植钉的可行
性有多大；③如果放置种植钉位置的颌骨情况不允许，是否能改变位
置放置种植钉；④由于已知模板上指示钉的长度，因而可以据此精确
测量骨量的大小。

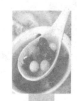

244. 什么是种植模板？有什么功能？

　　种植模板是种植手术过程中医生所使用的操作指示板。术中医生
将模板戴入患者口内，上面特殊的孔洞，用于指示种植钉正确的位置
和方向，它是事先在诊断模型上制作好的。

　　使用模板，可以使医生在手术过程中更好地掌握种植钉的位置和
方向。手术医生通过模板即可了解接受治疗的患者的基本情况。对于
全牙列缺失的患者，制作模板时要在排好牙的诊断模型基础上，在𬌗
面给出种植钉最理想的位置及方向，牙齿排列完成后，唇颊侧外观已
经确立，因此，如果发现骨质条件不允许，外科医生可据此较容易地

选择其他位置植入种植钉，而不至于偏差过大，给以后的修复造成困难，如果诊断准确而且骨形态理想，种植基台很易与牙长轴平行并可位于修复体内侧，不致暴露，影响美观。

245. 外科模板是如何制作的？

外科模板制作的基本步骤是：按常规方法取上下颌印模，灌制石膏模型。修整模型后排牙，恢复完整牙列，将有完整牙列的石膏模型翻制成硬石膏模型，用热压薄膜压制模板。将制作好的模板戴在原始石膏模型上，参考排好的牙列，在缺牙处舌（𬌗）面适当位置打孔，这是最简单有效的模板。这种模板定位性好，但对种植钉方向控制不很严格，有一定的灵活性，对于条件较好、缺失牙数目不多的病例较适用。而对于多个牙缺失、口腔基本条件不好的病例，模板内应加入锡箔或铅标记物，以便更好的指示种植钉植入的方向，给外科医生更准确、更详细的信息。有的模板也可由旧义齿改建而成，由于患者已对旧义齿十分适应，因此由旧义齿指导植入种植体后制作的修复体，无疑使病人更感舒适。

模板的设计要根据不同情况、不同的诊断以及口腔外科医生的需要来定，欲将种植体植入理想的位置，修复医生与外科医生之间的紧密协作是必不可少的。

246. 做种植牙前需要做哪些检查？

虽然种植牙手术是创伤较小的牙槽外科手术，类似拔牙，采用局部麻醉，术后即可进食，但由于患者的体质各不相同，对相同手术创伤的反应也会有所差异，为了保证种植手术的成功，保证患者安全，必须要在手术前进行系统全面的检查。

（1）全身检查：目的是了解患者全身状况如何，是否存在影响手术的全身性疾病，如血液病、糖尿病、心脏病、结核病、病毒性肝炎等；是否有手术或放疗病史；有无精神疾病、生活能否自理、行为能否自控；是否有吸毒、酗酒等不良嗜好。

（2）口腔检查：对患者的口腔检查是种植门诊的基本检查，检查缺牙的部位、数目、间隙大小、殆龈距离大小、牙槽骨的宽度、牙槽嵴状况、黏膜组织状况，根据其大小、宽度和高度进行种植设计。

（3）X线检查：根据不同情况可选用曲面断层片、牙片，有条件时也可选用口腔 CT 检查。检查颌骨病变，排除颌骨炎症、肿瘤等病变；对颌骨的大小及形态，牙槽骨吸收和萎缩的程度做更全面和详细的了解；同时观察邻牙的牙周和牙根情况；了解颌骨解剖结构如上颌窦、鼻腔底、下颌管、颏孔等结构的位置。

247. 种植牙前需要做哪些准备？

患者在做种植手术前需要做很多的准备工作。首先在做种植牙手术前一般需要先行治疗口腔其他疾病，如拔掉特别松动的牙齿和残根，治疗龋齿、牙周病，拆除不健康义齿，破除口腔不良习惯等。此外针对种植手术，还要做以下准备工作。

（1）常规检查：包括全身检查、口腔检查、X线检查。全面了解缺牙的部位、间隙大小、牙槽骨的宽度、牙槽嵴状况、黏膜组织状况，了解牙槽骨密度和数量及有无疾病。

（2）术前设计：种植手术前，根据术前检查的资料如模型、照片、X线等，综合患者各方面信息，确定修复的类型，制订种植计划，包括种植体的数量、位置和长度等，然后制作出种植手术用模板，使手术能准确顺利地进行。

（3）制作手术模板：事先在诊断模型上制作好模板，术中医生将模板戴入患者口内，用于指示种植体正确的位置和方向，使用模板，可以使医生在手术过程中更好地掌握种植体的位置和方向，保证手术

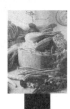

能正常顺利进行。

（4）术前用药：种植牙术前还要用一些抗生素，预防术后感染。

 248. 种植修复后应注意哪些问题？

（1）注意口腔卫生：良好的口腔卫生是保证种植牙成功的一个重要条件。因为种植牙像天然牙一样，会受到牙周病的侵袭，因此应特别注意种植牙的卫生状况，清洁的重点部位是种植牙的颈部及周围的牙龈组织。如果清洁不彻底，会引起种植体周围组织发炎，导致牙槽骨吸收，种植牙松动脱落。

（2）定期复诊：种植牙完成后，并不是就万事大吉了，还要对种植牙做牙周维护。因此，一定要听从医生安排，定期复诊，医生在对种植牙进行良好的牙周护理过程中，还会对种植牙做全面检查，以便发现是否有修复体机械部件的松动、种植牙牙周炎症等情况，及时采取相应的处理和治疗。

（3）使用时应注意方法和力度：种植牙与天然牙极其相似，许多人在种植修复后常常忘记了自己有种植牙，因此在使用时不注意保护种植牙，经常咬硬物。由于个人骨质、身体健康状况等因素不同，种植牙可以咀嚼食物的硬度和坚韧度也有所不同，过大的咬合力也会对种植体造成伤害。因此患者应听从医生的建议，正确使用种植牙，让种植牙发挥更好的作用。

249. 种植牙会影响磁共振检查吗？

由于磁共振检查时会产生强大的磁场，因此，装有心脏起搏器以及血管手术后留有金属夹、金属支架者严禁做磁共振检查，否则，由于金属受强大磁场的影响，可能产生严重后果。

而对于种植体，大家完全不必担心。因为种植体所用的材质是纯钛，钛是目前所知生物相容性最好的金属，而且是无磁性金属，所以种植体本身对磁共振检查是没有任何影响的。

对磁共振检查有可能造成影响的是种植体上面的义齿，目前常用的种植体义齿修复材料有全瓷和金属烤瓷两大类。全瓷材料为非金属，对磁共振检查没有任何影响，而金属烤瓷牙则因金属种类的不同对磁共振检查成像有不同程度的干扰。

250. 磁共振检查时一定要先摘除口腔内的金属修复体吗？

很多人在磁共振检查前，由于担心口腔内的金属固定修复体会对身体造成危害，执意要求口腔医生拆除金属修复体。其实也不一定。因为目前所用的这些牙科用合金在做磁共振检查时并不会对身体造成伤害（产热、移位等），只是对修复体周围一定范围内的成像形成干扰，而且这种影响也随金属种类的不同而有所差异，贵金属影响比非贵金属影响要小。如果我们所要检查的部位不是在金属修复体的附近，就不会影响到疾病的诊断，也就不需要拆除修复体。同时为了减少对磁共振检查成像的影响，在做固定修复时，患者也可以尽量选择对成像影响小的材料如全瓷、纯钛和贵金属。

251. 种植牙能用多长时间？

由于种植牙与传统修复手段相比有着许多无可比拟的优势，因此越来越多的人开始关注并喜爱种植牙，当然，种植牙的使用寿命也是大家最关心的问题。大家可能会注意到，一样的种植牙，有的人可能用了几十年以后还好好的，但是对于有些人来说，不到十年就不行了。那么，一般情况下种植牙的寿命是多久？

实际上，种植牙使用的时间是因人而异的。种植牙维持时间的长

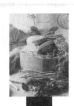

短除了与治疗好坏有关外，其实还与患者自身条件，如种植位置、骨质、骨量、咬合状况、身体状况、修复后使用及自我维护相关。而后者是决定种植牙寿命的决定性因素。种植牙寿命和患者日常习惯有很大关系，在种植牙手术后，患者要注意维护保养，良好的生活习惯才是延长种植牙寿命的最好办法。过去认为 5 年的种植体成功率 85%，10 年的成功率 80% 才算成功，而现在的要求更高，5 年的成功率已达95% 以上，10 年存留率在 90% 左右。目前，全世界每年有数以百万计的种植牙为患者解决了缺牙的痛苦，大量临床应用病例中，种植牙的临床最长使用时间已经超过 40 年。

口腔预防与保健

252. 口腔保健的方法都有哪些？

我们已经了解了牙齿的结构和许多有关的疾病以及对它们的治疗，那么有什么办法可以使我们避免经受口腔疾病的折磨和治疗的痛苦呢？最为重要的就是进行口腔保健，预防疾病，保持牙齿的健康，这也是本书最主要的目的。关于口腔保健，自古以来世界各地的人们总结出许多方法，包括我国古老的中医。随着科学的发展，现代医学对口腔疾病的认识也越来越清楚了，提出了一些保健方法，如刷牙、漱口、洗牙、使用牙线、合理的营养摄入、叩齿等。在以下的内容中我们介绍一些口腔保健的知识，希望大家能坚持去做。

253. 刷牙的好处有哪些？

刷牙是最简便易行的口腔保健方法，也是最重要的方法。刷牙不仅能清除藏在牙缝中的食物，避免细菌的大量滋生，清除牙齿表面的色斑，还对牙龈有按摩作用，可以预防龋齿、牙周炎等多种疾病的产生。刷牙要保证正确的方法、时间，养成良好的习惯。下面就有关刷牙的一些问题向大家做详细介绍。

254. 为什么要刷牙？

人们都知道应该刷牙，可有些人又嫌刷牙麻烦，坚持不下来。这

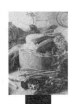

主要是对刷牙的重要性认识不够，其实刷牙是预防龋齿最有效的方法，而且还能预防其他一些牙齿疾病的发生。

预防龋齿等这类因细菌引起的疾病，最重要的措施就是保持口腔的清洁卫生，而刷牙是最简便、易行，也是最有效的方法。养成每天刷牙的良好习惯，掌握正确刷牙的方法，可以清除掉黏附在牙齿表面的细菌和软垢，不给附着在牙齿表面的细菌产酸腐蚀牙齿的机会，达到预防龋齿的目的。另外，借助刷牙时刷毛对牙龈组织的按摩作用，可以增进牙龈的血液循环，促进牙龈组织的发育，使牙龈保持健康，有助于提高牙周组织对各种外界刺激的抵抗能力，减少牙周疾病发生的机会。同时，坚持刷牙也可减少牙石的产生，同样对牙周的健康有帮助。所以说，刷牙的意义很大，不能偷懒，要养成每日刷牙的习惯。

揩牙、刷牙是清洁口腔、保护牙齿的最好方法，在我国已有几千年的历史。在著名的佛教圣地敦煌莫高窟的第 196 窟中，有幅《劳度叉斗圣变》图，在其下方，画着一个身穿袈裟的和尚，两腿蹲在地上，左手拿一只漱口瓶，右手的手指正在揩其前牙。这说明在当时就已经有了用手指作为揩齿的工具清洁牙齿的方法。以后古书记载用柳枝等咬裂后代替手指揩齿。甘肃省中医学院和敦煌县中医院曾报导，又发现了晚唐时代刷牙的壁画。在辽墓中出土有骨柄牙刷，明代出现植毛牙刷，均说明揩齿、刷牙在我国已有悠久的历史。《校正医学入门》指出："揩牙须先揩牙床"，这是非常正确的。

由于牙刷的改进和发展，现在从儿童到老年人都可使用牙刷刷牙，但 3 岁以内的幼儿，还不能独立刷牙；对于患某些疾病，需要长期卧床而不便刷牙者，现在仍需以消毒纱布蘸漱口液揩拭口腔和牙齿，以维护其口腔卫生。

255. 多长时间刷一次牙？

不要小看了刷牙，其实里面的知识还很多呢，多了解这些知识对

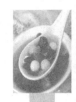

预防牙齿疾病很有好处。在这里给大家介绍一些有关的内容。

有些人常问，每天刷牙要刷几次呢？刷一次够吗？刷多长时间好呢？现在告诉你，首先必须每天都要刷牙，最好是每顿饭后 20 分钟刷牙，如果没有条件，也应做到饭后漱口，早晚刷牙。其中晚上的刷牙更重要。因为白天人们经常活动，口腔也跟着经常活动，能够刺激涎腺产生并分泌唾液。唾液中含有一些能杀灭细菌的成分，在一定程度上能起到清洁口腔的作用，使口腔保持一定的清净度，这是口腔的一种自洁作用。到了晚上，人一般都处于睡眠状态，口腔活动减少了，唾液的分泌也就随之减少，不容易清洁口腔。而晚上睡觉前那次刷牙，可以帮助清除白天积累下来的软垢、菌斑等有害物质，防止口腔中的细菌利用睡觉的时间损害牙齿。据现代科学研究表明：牙菌斑被清除后，很快又会重新长出来，间隔时间为 6～12 小时。睡眠时唾液分泌少，口腔自洁作用差，细菌更易繁殖。有的人早晨起床后感到嘴里又黏又臭，就是因为白天的食物残留在牙齿的表面和牙缝中，晚上这些食物残渣在细菌的作用下发酵产酸。为防止这种现象的产生，保证晚上那次刷牙就很重要了。

256. 刷一次牙用多长时间合适？

有些人虽然每天早晚也刷牙了，但一张开嘴看，牙齿表面仍然堆满了厚厚的牙垢。原来他们刷牙的时间不够长，这样等于刷牙的任务没有彻底完成，刷牙的优点一点儿也体现不出来了。所以刷牙时至少要认真刷牙 3 分钟，这样才能有效地把牙菌斑清除掉。特别是如果患有牙槽化脓性的炎症，就需要刷足 5 分钟，足够的刷牙时间还可以帮助消除炎症。

257. 刷牙选用什么样的牙刷好呢？

知道正确的刷牙次数与时间，那么选用什么样的牙刷好呢？如果

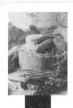
你到商店里去看一看，就会发现如今的牙刷种类非常多，什么牌子都有，一下拿不定主意用哪种好了。其实选用什么牌子并不重要，但牙刷要符合一定的要求。首先牙刷头的大小要适合自己的口腔大小，不要太大，否则刷牙时不容易转动。刷头要是略微尖的形状，这样便于伸到口腔深处间隙中。其次刷毛的硬度要适中，太硬了容易损伤牙龈，引起牙龈炎，太软了又不容易清除牙缝中的污垢。最后牙刷柄也要适合自己手掌的大小，保证握住牙刷能够舒服地拉动就可以了。下面的表可以提供参考，总之所选的牙刷通常应当是毛束2~3排，每排6~8束毛，毛束一样长，刷头短且窄，刷毛较软。

牙刷选择参考表

	幼儿	7~12岁	13~18岁	成人
牙刷全长	115~120毫米	150~155毫米	155~160毫米	160~180毫米
刷头长度	16~18毫米	24~28毫米	26~30毫米	30~35毫米
刷头宽度	8~9毫米	9~11毫米	9~11毫米	10~13毫米
刷毛高度	8~9毫米	9~10毫米	10~11毫米	10~12毫米
刷毛排数	2~3排	3排	3排	3~4排
刷毛直径	0.18毫米	0.18毫米	0.2毫米	0.2~0.3毫米

258. 牙刷的起源和发展是怎样的？

这里介绍一点有关牙刷起源的趣闻。关于牙刷的起源说法不一，一种说法认为牙刷起源在今天的印度，最初称为"杨枝"。当初佛教的创始人释迦牟尼发现弟子中有人有口臭，便向他们传授口腔卫生的知识，告诉他们用树枝擦牙齿，于是用菩提树枝擦牙齿的方法慢慢被人们接受了，并在民间广泛流传开来。在欧美国家最早刷牙的工具可能是布头，曾有记载，古代学者亚里士多德曾劝告当时的帝王亚历山

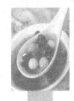

大用布头擦洗牙齿，防止牙病。200多年前的美国开国总统华盛顿也曾经用布头来清洁口腔。而真正接近现代牙刷形状的刷牙工具大概是200年前的英国人发明的，据说是个在监狱里服刑的犯人发明的。最初的牙刷是用骨头和动物的鬃毛制成的，可以用手握着刷牙，十分方便，这种牙刷很快就在欧洲流行开了。到了近代，随着新材料的发现、合成，骨头制的牙刷柄逐渐被塑料柄替代，刷毛也从鬃毛变为具有弹性、质地光滑、价格低廉的尼龙刷毛。

259. 现在牙刷的种类有哪些？

如今的牙刷除了传统的牙刷外，还有各种新型的牙刷。比如双头牙刷，它能同时刷到牙齿的两面，与普通牙刷相比可节省刷牙的时间，而且牙刷杆还可弯曲成适当的角度。又如电动牙刷，在牙刷柄里安装有微型的电动机，通电后牙刷就可发生轻微而有规律地振动，每分钟可达2000次，可将牙垢、菌斑消除，同时增强对牙龈的按摩作用，效果比普通牙刷好，方便了手臂活动困难的患者。家中不同的人使用电动牙刷，只要更换刷头就可以了，不用买很多把，非常方便。还有一种喷水牙刷，刷柄的中间是空心的，里面有一条长长的管道，刷牙时一端连在水龙头上，水就从刷头的另一端喷射出来，产生气泡和超声波，并具有一定压力。使用这种牙刷可以不使用牙膏，清洁牙齿的能力很强，同时对牙龈也有按摩作用。我国根据中医的磁疗原理研制了磁疗牙刷，刷头上带有磁性强的材料，可以夺取口腔内致病细菌所需的铁，破坏细菌的生长条件，因而具有消炎止痛、活血固齿的保健作用。新奇的有音乐牙刷，这种牙刷在刷牙姿势正确时，会不停地唱歌；若刷牙的姿势不正确，便停止唱歌。另外，如果歌声自动停止，也说明刷牙的时间够了，不需要继续刷牙了。这种牙刷可帮助你掌握正确的刷牙方法和刷牙时间，特别适合培养儿童养成正确的刷牙习惯。当然，人们的聪明才智是无限的，还会有各种新型的牙刷问世，这里就不再一一介绍了。

 260. 正确选购牙刷需注意哪些问题？

牙刷是用来清洁牙齿、保持口腔卫生的专用工具，选择得好，能够把牙齿刷得周到干净，选择得不好，不仅不能把牙齿刷干净，甚至会损伤口腔健康，以下是几个选择牙刷的小贴士，供大家参考。

（1）根据使用对象购买牙刷：根据成年人、少儿、幼儿口腔大小的不同，我国牙刷标准规定了刷头尺寸。成人牙刷较大，少儿牙刷较小，幼儿牙刷最小。刷毛毛面长度最大不超过42毫米，刷毛高度不超过13毫米，刷丝的直径在0.2~0.3毫米之间，这些在牙刷包装上一般都有注明，买牙刷时只要注意看，就能买到大小合适的牙刷。

（2）宜选购小头牙刷：不同类型的牙刷有不同规格。刷头均有大小之分，要想让刷头能刷到口腔的每一个部位，一般宜用小头牙刷。

（3）磨毛牙刷可避免刺伤牙龈：除齿状形牙刷外，使用磨毛牙刷可有效达到口腔保健目的。它的外包装一般著有"磨毛"二字，用手触摸刷毛端面，没有锋利、毛刺等感觉。

（4）牙刷使用时间不超过3个月：按口腔卫生要求，一把牙刷使用时间最好不超过3个月。也许牙刷用了3个月其外表没有什么损坏，但刷毛内已隐藏了一定数量的细菌，对口腔卫生保健不利。

 261. 为什么要注意保持牙刷本身的卫生？

选择好的、合适的牙刷后还要记住保持牙刷本身的卫生。有的科学家研究过，虽然是新买来的牙刷，但连续使用一个月后，牙刷上面仍然会沾有许多同疾病有关的细菌和病毒。最常见的是白色念珠菌、肺炎球菌和葡萄球菌、溶血性链球菌等。原来，每次刷牙后，由于牙刷与牙齿、牙龈的摩擦，接触口腔里的食物残渣，细菌就会跑到刷毛

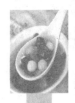

里，而我们刷牙的工具一般又放在比较潮湿的卫生间里，这就为细菌的繁殖提供了条件。细菌在既有食物（食物残渣）吃，又有水喝的条件下，很容易就大量繁殖生长。想想看，用沾满了细菌的牙刷来清除牙齿上的细菌，怎么能够干净呢？所以，每次刷牙后一定要仔细地洗净牙刷上的食物残渣，并将牙刷放置在干燥通风的地方，有条件的话，可将用后的牙刷浸泡于0.1%的洗必泰（氯己定）溶液中。尼龙丝受高温易变形弯曲，因此尼龙牙刷不宜在高温水中洗涤，更不能用煮沸法消毒。此外，应注意定期更换牙刷，一把牙刷不能长期使用，一般每三个月换一把。对于那些刷毛已经卷曲的牙刷，它们已经失去了清洁作用，应当立即更换，否则不但起不到清洁作用反而会造成牙龈损伤。

262. 什么才是正确的刷牙方法？

有的人虽然天天坚持了刷牙，但仍然容易得牙病。医生一问，原来患者刷牙的方式不对。患者每次刷牙时用力地把牙刷来回横着拉动，像用锯子锯木头一样，弄到满口牙膏沫就认为可以刷完了。这种方法是不正确的，也是我们通常容易犯的错误，很容易造成牙齿颈部的损伤。许多儿童刚开始刷牙时也只是简单地模仿别人的动作，没有真正体会到正确的刷牙方法。目前提倡的正确刷牙方法有以下几种。

竖刷法：就是将牙刷毛束尖端放在牙龈和牙冠交界处，顺着牙齿的方向稍微加压，刷上牙时向下刷，刷下牙时向上刷，牙的内外面和咬合面都要刷到。在同一部位要反复刷数次。这种方法可以有效消除菌斑及软垢，并能刺激牙龈，使牙龈外形保持正常。

颤动法：指的是刷牙时刷毛与牙齿成45°角，使牙刷毛的一部分进入牙龈与牙面之间的间隙，另一部分伸入牙缝内，来回做短距离的颤动。当刷咬合面时，刷毛应平放在牙面上，做前后短距离的颤动。每个部位可以刷2～3颗牙齿。将牙的内外侧面都刷干净。这种方法

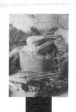
虽然也是横刷，但是由于是短距离的横刷，基本在原来的位置做水平颤动，同大幅度的横向刷牙相比，不会损伤牙齿颈部，也不容易损伤到牙龈。

生理刷牙法：指的是牙刷毛顶端与牙面接触，然后向牙龈方向轻轻刷。这种方法如同食物经过牙龈一样起轻微刺激作用，促进牙龈血液循环，有利于使牙周组织保持健康。

总之，刷牙要动作轻柔，不要用力过猛，但要反复多次。牙齿的每个面都要刷到，特别是最靠后的磨牙，一定要把牙刷伸入进去刷。如果将前面的几种方法结合起来应用，则效果会更好。每次刷完牙，如果不放心，还可以对着镜子看一看是否干净了，只有认真对待，才能保证刷牙的效果（图 17）。

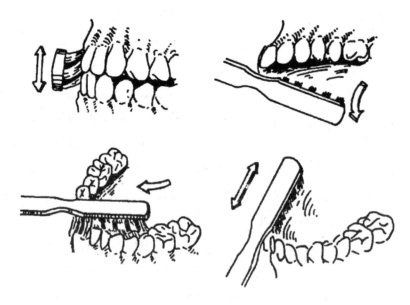

图 17　正确的刷牙方法

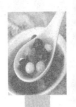
 263. 刷牙不当也能致病吗？

刷牙是保持口腔卫生的重要手段，但是，如果刷牙不当，也会造成牙齿的疾病——牙体楔状缺损。

所谓牙体楔状缺损，是指牙齿的硬组织因长期被摩擦后所形成的一个小缺口。因为这个缺口的外形酷似木匠用的楔子，因而得名。一般认为这种缺损主要是由刷牙方法不当造成的，尤其是在使用硬毛牙刷，用含劣质打磨料的牙膏以及横行刷牙的人更容易发生。

轻、中度的楔状缺损仅引起牙酸、牙过敏的症状；重度的会引起牙髓炎、牙周炎，甚至骨髓炎。更严重的病例还会发生牙折。

从治疗上看，缺损小，可以自行用含氟牙膏或脱敏牙膏刷牙，缺损较严重的牙，可选用与牙颜色相近又有一定粘接能力的复合树脂进行修补。对于那些严重楔状缺损，发生并发症的患者，就需酌情进行相应治疗了。

264. 牙膏的主要成分是什么？

我们都知道刷牙要用牙膏，现在牙膏的种类像牙刷种类一样也越来越多，有国产的、进口的，也有普通的、含药物的，令人目不暇接，眼花缭乱，不知道用何种牙膏为好。但若是您了解了牙膏的组成成分，就可挑选出您所需要的牙膏。

牙膏的主要成分一般有摩擦剂、发泡剂、润滑剂、调味剂和一些其他添加成分。

摩擦剂：是牙膏的主要成分，使牙菌斑、软垢和食物残渣比较容易被刷下来。摩擦剂要有一定的摩擦作用，但又不能损伤牙面及牙周组织。常用的有碳酸钙及二氧化硅，占牙膏含量的一半以上，当刷牙时，碳酸钙悬浮在泡沫之中，充满了口腔，与牙垢有广泛的接触，在牙刷的摩擦作用下使牙垢容易被刷洗下来，随着漱口水吐出。在含氟化物的牙膏中，要用与氟离子有相容性的偏磷酸钠作摩擦剂。

发泡剂：帮助除去粘在牙齿上的污物，最常用的是十二烷基酸钠，它除了有较好的洁净作用外，还有灭菌作用，并且与摩擦剂有较好的相容性。

润滑剂：它的作用是保持牙膏的湿润性，并能保护牙龈、牙体组织。最常用的是甘油。

调味剂：将各种香精加入牙膏中，使牙膏具有各种香型，能使刷牙者感到爽口舒适，并有助于减轻口臭。

辅助药物：加入某些药物而使牙膏具有相应的功能。如加入氟化钙、单氟磷酸钠的防龋牙膏，尤其适用于儿童；加入脱敏药物的脱敏牙膏，适用于牙本质过敏症的患者；加入洗必泰或一些清热解毒中药的牙膏（如两面针），则为消炎牙膏，可辅助牙龈炎、牙周炎的治疗；加入酶类可成为防垢牙膏。

由上可见，牙膏的主要成分是相似的，只是增加的药物有所不同，使得各具功能而已。因此，消费者应根据自身牙齿的状况，选用适合自己的牙膏。

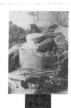 265. 选用什么样的牙膏好？

现在认为含氟的牙膏对预防龋齿的效果较好。因为牙膏中的活性氟能促进牙釉质的再矿化，增强牙齿对龋病造成的腐蚀作用的抵抗力。含氟牙膏往往同时也加有其他药物成分，能够加强牙膏的作用。但是在含氟高的地区不宜使用含氟牙膏，以免加重氟斑牙的症状。至于其他种类的牙膏，它们有各自的治疗目的，像含酶牙膏具有催化和消炎的能力，能去除牙垢，防止牙龈出血，除去烟迹和茶迹。脱敏药物牙膏可以减轻牙齿遇冷热酸甜发生过敏性疼痛的症状。使用药物牙膏要从科学的角度考虑。一般这些药物牙膏都含有抑制细菌生长和杀

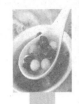

灭细菌的药物，但由于刷牙时牙膏在口腔中停留的时间很短，加上人们刷牙时一般喜欢含水，使得药物的浓度下降、作用时间有限。而且在刷牙、漱口过程中用水冲洗，都使得药物浓度更为降低，难以达到像宣传中所说的效果。因此在预防和治疗口腔疾病时不能把希望完全寄托在各种药物牙膏上，有病还应当到医院进行治疗，以免延误病情，危害健康。

266. 含氟牙膏真的能防龋齿吗？

目前，市面上最常见的牙膏可分为三大类：普通牙膏、含氟牙膏和药物牙膏。现在认为含氟的牙膏对预防龋齿的效果较好，因为牙膏中的活性氟能促进牙釉质的再矿化，增强牙齿对龋病造成的腐蚀作用的抵抗力。但由于龋齿的产生是多种因素造成的，而且仅用刷牙的方法很难彻底清洁牙齿，因此，不能把预防龋齿的希望完全寄托在使用含氟牙膏上，还应加强其他维护口腔卫生的措施，如使用牙签、牙线、牙间隙刷，定期做口腔检查，定期洁治等。

267. 长期使用含氟牙膏安全吗？

使用含氟牙膏对人体没有不良影响，但是在含氟高（指饮用水中）的地区不宜使用含氟牙膏，以免加重氟斑牙的症状。四岁以下儿童因会将部分牙膏吞咽，最好也不要选用含氟牙膏。

268. 牙膏中的摩擦剂对牙齿有磨损吗？

牙膏中的摩擦剂是牙膏的主要成分，它可使牙菌斑、软垢和食物残渣比较容易地被刷下来。摩擦剂要有一定的摩擦作用，但又不能损伤牙面及牙周组织。劣质牙膏摩擦剂颗粒过大，加之不当的刷牙方

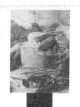

法，会对牙齿表面及牙龈产生伤害，因此，应尽量选择优质的牙膏，并注意使用正确的刷牙方法，这样才能既清洁了牙齿又保护牙齿不受损伤。

 269. 药物牙膏能治牙病吗？

药物牙膏是在普通牙膏中加入某些药物成分而使牙膏具有相应的功能，如加入脱敏药物的脱敏牙膏，适用于牙本质过敏的患者，可以减轻牙齿遇冷热酸甜发生过敏性疼痛的症状；加入洗必泰或一些清热解毒中药，则有消炎作用；叶绿素牙膏可以抑制口腔内某些细菌的生长繁殖。但药物牙膏却没有治病的功能，它只能在预防牙病的发生上有一定的辅助作用，因此，一旦发生了牙病，最明智的选择还是请牙医为您诊断治疗。

270. 药物牙膏能长期使用吗？

目前为止，还没有充足的证据证明药物牙膏不能长期使用，每个人都可以根据自身的实际情况选择适合自己的牙膏。

271. 药物牙膏到底适合什么样的人使用？

任何人都可以使用药物牙膏而没有绝对的限制，只要药物牙膏的功效刚好适合你的情况就可以选用，如果没有问题，仅仅使用普通牙膏或含氟牙膏也未尝不可。

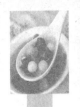

272. 牙膏的作用到底能维持多长时间？长效的概念可信吗？

牙膏的作用仅仅是通过与牙刷的协作，用刷牙的方法达到自我清除菌斑的目的，它没有阻止菌斑生成的能力，因此也不能把防止口腔疾病的发生寄托在牙膏的所谓"长效"作用上。一般主张每天早晚各刷一次牙，也可午饭后增加一次。但主要强调刷得彻底，不过分强调次数，有文献报道每天刷牙三次以上者不一定比刷牙两次者更清洁。

273. 使用一种牙膏好不好？多久应该换一种牙膏？怎么换牙膏？

牙膏的使用没有绝对的规律可循，换不换牙膏，多久换一次，可根据自身的口腔健康状况及个人的喜好来选择。各种牙膏的主要成分都是相似的，包括摩擦剂、清洁剂、湿润剂及其他添加剂，只是增加的药物有所不同，使其各具功能而已。如有防龋功效的含氟牙膏，可以减轻牙齿遇冷热酸甜发生过敏性疼痛症状的脱敏牙膏，具有催化和消炎能力的含酶牙膏等。因此，消费者应根据自身牙齿的状况，选用适合自己的牙膏。

274. 牙膏价格的高低和品质有关系吗？

牙膏的价格与多种因素有关，品质只是其中之一。其实各种品牌的牙膏成分基本相同，只是添加物各有侧重。只要在正规商场购买牙膏，其品质均可得到保证，盲目追求高价格牙膏是没有必要的。

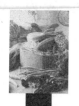

275. 儿童一定要用儿童牙膏吗？

儿童牙膏与成人牙膏的成分基本相同，其中加入了更能吸引儿童的调味剂，使牙膏气味和口感更佳。虽然没有明确规定儿童一定要用儿童牙膏，但从儿童心理及实际使用效果看，儿童还是应尽量选用儿童牙膏。

276. 儿童选牙膏应该注意什么？

应选择气味和口感较好的牙膏。另外，据调查，4 岁以下儿童在刷牙时，有 10%～20% 的牙膏被吞下，所以，应给 4 岁以下儿童选择普通牙膏，尽量不用含氟牙膏。

277. 美白牙膏能让牙齿变白吗？

使牙齿变白不是件简单的事，仅用刷牙的方法是很难办到的。美白牙齿正确的方法是找牙科医生用专业方法进行漂白。

278. 加了盐的牙膏对牙齿有什么好处？

盐本身具有一定的杀菌、抑菌作用，加盐牙膏除了以上作用外，是否还有其他功能尚不能确定。

279. 泡沫多的牙膏好吗？

牙膏中的泡沫是发泡剂产生的，它可帮助去除牙齿上的污物，有较好的清洁作用。但它的多少并不代表牙膏的好坏。

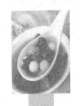

280. 牙膏是不是科技含量越高越好呢？

牙膏实际上就是添加了各种辅助物质的摩擦剂，用于清洁口腔，预防口腔疾病的发生。因此它绝不可能是治病的"良药"，不要过分相信某些夸大的宣传，仅仅把它看做是和牙刷一样的口腔保健工具就可以了，根本无需理会其所谓的"科技含量"。

281. 加钙牙膏能为牙齿补钙吗？

不能。牙齿长出后是很难补钙的。牙齿表面有一层很薄但很硬的牙釉质，牙齿就是靠牙釉质里的钙来受到保护的。一旦牙齿长成以后，产生牙釉质的造釉细胞就自然消失，而且不会再重新产生，通过人体补钙对牙齿钙缺失没有治疗意义。天然牙齿的发育和矿化是从胚胎期就开始的，因此，要想拥有一副健康、坚固的牙齿，从母亲怀孕开始，就需要补钙，等到牙齿萌出以后再补钙已经为时已晚了。因此，一些牙膏厂商关于牙膏里添加钙或者有机钙能为牙齿补钙的说法是没有科学依据的。

282. 有的牙膏含有色素，长期使用会不会让牙齿变色？

不会，可以放心使用。

283. 去渍牙膏能去渍吗？对牙齿有损害吗？

牙膏的主要成分是摩擦剂，只能去除菌斑、软垢和食物残渣等牙面软沉积物，像烟斑、茶渍、咖啡渍等色素往往沉积在牙石上，而且多是常年积累的结果，用刷牙的方法已很难去除，需要到医院做洁治治疗。这些沉积在牙石上的烟斑、茶渍、咖啡渍等若不及时去除，会刺激牙龈发炎，引起牙龈炎甚至牙周炎，对牙齿是有害的。

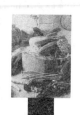 **284.** 牙膏除了清洁牙齿外还有哪些其他用途？

有趣的是牙膏除清洁牙齿外还有一些其他的医疗用途。像被开水等热的东西烫伤了，如果面积不大，在伤处抹上一些牙膏具有消肿止痛，防止感染的作用。因为牙膏中含有碳酸钙及少量的薄荷油、甘油等物质，它们有清凉散热、消除疼痛、保护皮肤的作用。又如夏天天气热，容易生痱子，将一些牙膏放入洗澡的水中，可以中和皮肤上的酸性物质，又由于药物牙膏有抗过敏、消炎解毒的功效，可以使痱子很快消失。再如蚊虫叮咬，在患处涂一点牙膏，可以使叮咬后的水肿、疼痛明显减轻，从而缓解局部瘙痒的症状。这样的例子还很多，读者不妨都试一试。

285. 为什么进食后要漱口？

漱口也是一种简便易行的方法，因为刷牙不可能随时随地进行，但漱口就简单多了，可以在刷牙时进行，也可以在任何时候进行。我们常说"饭前洗手，饭后漱口"，饭后漱口可以将刚刚附着在牙齿表面尚未被细菌发酵的食物残渣冲掉，减少了牙病发生的机会，同时漱口还能防口臭，使口腔清洁舒适。在医书《直指方》中指出："凡暑毒酒毒常付于口齿之间，莫若时时洗漱。"中医学家提倡饭后漱口，临睡前必须漱口。并且着重指出吃甜食以后，应及时漱口。

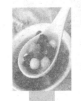

286. 用什么样的水漱口？

漱口应该用什么水呢？当然最简单的就是白水。但是不同的国家还有各自的漱口习惯，像欧洲人喜欢用葡萄酒漱口，因为它可以防口臭；我国古人喜欢用茶水漱口，因为苦涩的茶水中含有分解某些有害物质的成分，此外茶水中还有少量的氟，像含氟牙膏一样可以起到促进牙体健康的作用，同时茶水又有清热解毒、化腐的功效。有时口腔或咽喉患了炎症，会引起红、肿、疼痛，这时用淡茶水、苏打水或盐水含于口中，反复漱口，可以缩短恢复时间，对咽喉炎症的治疗有辅助作用。还有药物含漱：在历代医书中多推崇以清热解毒、芳香化湿类中药煎水漱口，所用药物有金银花、野菊花、蒲公英、佩兰、香薷、薄荷等，不仅能保持口腔清洁，还有香口去秽作用。对已患牙病或口腔黏膜疾患的患者，还可选用三黄水或麦冬水饭后含漱，内服亦可。

287. 如何正确漱口？

怎样漱口才正确呢？我们可以看到有些人漱口就是在嘴里含一口水，摇一摇头晃一晃脑袋，借助头部的运动使漱口水在口腔里冲刷牙齿，这种冲刷作用是远远不够的。现在我们就来介绍一下正确的漱口方法。将漱口水含在嘴里，后牙咬紧，利用唇颊部，也就是腮帮子的肌肉运动，使漱口水通过牙缝，这样才能达到漱口的作用。

在这里顺便提一下，刷牙时用的牙膏对人体是无害的，在刷牙时偶尔吞下去一点是没有关系的，但是如果长期吞食牙膏，特别是牙膏中含有甜味剂，一些儿童喜爱舔食，这就会对身体造成损害，医学上已经有过长期吞食牙膏引起疾病的例子。而一般漱口水咽到肚子里是无碍健康的，对没有刷牙习惯的孩子，漱口也是一种极好的保健方法。

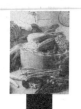

288. 什么是洗牙？

洗牙也称牙齿洁治。这既是一种治疗牙病的手段，也是一种牙齿的保健方法，需要由医院的专科医生来完成。虽然这是一种比较麻烦的方法，但却是最为彻底的清洗手段，可以将牙石、色斑和患者自己无法清洁到的部位，如口腔深部的牙缝，彻底清洗干净，对预防龋齿和牙周炎都有帮助。过去，口腔科医生用来洗牙的工具是一套金属器械，有的像钩子，有的像小勺，有的又像小铲子，根据牙齿不同的部位采用不同的工具将牙齿表面的牙石、色斑一块块刮干净，使牙齿恢复光洁，但缺点是费时费力。如今医院洗牙很少采用这种手工的方法，而是用超声波洁治器，这是利用超声波高速振荡的原理，使洗牙的器械头产生每秒钟上千次的微小振荡，将牙面和牙缝中的牙石、色素等污物去掉，既省时、省力，而且超声波对牙齿的硬组织无破坏，所以又很安全。

289. 为什么要洗牙？

洗牙是指用洁治器去除龈上牙石、牙菌斑和色渍，并磨光牙面，以延迟牙菌斑和牙石再沉积。适用于牙龈炎、牙周炎的预防性治疗。可用超声波洁牙机或手用器械洁治。

牙龈炎的病因机制比较明确。它的预防方法主要是持续地、及时地清除牙面的牙菌斑、保持相对清洁的牙面。即使我们每日认真刷牙，仍然避免不了有些部位存有牙菌斑和牙石。每隔 6 ~ 12 个月接受一次专业性的洁治术，对大多数人来说，是预防牙龈炎的有效措施。对已患牙龈炎者，进行彻底的洁治术，除去明显的局部刺激因素，以及个人认真地进行日常菌斑控制，可以使牙龈炎痊愈，也就是说，牙龈炎是可逆性的病变。

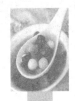
在牙面上，牙石和菌斑是很难完全区分开来的。牙石对牙周组织的危害主要是它构成了菌斑附着滋生的良好部位。此外，牙石的存在会妨碍口腔卫生，促使菌斑更多地形成，牙石本身也容易吸附更多的细菌毒素，对软组织造成刺激，因此在牙周病的治疗中，彻底清除牙石仍很重要。

290. 洗牙后牙齿发酸是什么原因？

我们平时习惯了有牙石和表面带有肉眼看不见的脏东西的牙齿，洗完牙后容易感觉到牙齿发酸，用嘴吸气时又凉又疼，认为洗牙不好，这是一种错误的看法。其实这是因为牙齿上以前被脏东西覆盖的地方暴露了，有些地方因为发育的特点，牙釉质本身就比较薄弱，洗牙后露出了牙本质，容易感受到各种温度刺激，产生酸痛。这种洗牙后的酸痛感是由牙齿本身的病变造成的，如果不洗牙还很难及早发现，酸痛的产生说明可能有牙龈炎或初期龋齿的存在，不要将酸痛怪罪到洗牙身上。有条件的人应当养成一年洗一次牙的习惯，这样才能使牙齿健康长久。

291. 如何正确使用牙线？

牙线在我国使用的时间还不久，但在民间有人用细丝线代替牙线清洁牙齿早已存在了。由工厂专门生产的牙线是具有弹性的细线，材料大都是化学合成的尼龙线，上面有些带有薄荷用于清凉洗牙部位。使用时截取30~40厘米长的一段，两端用手指套住，绷直后放在牙齿之间轻轻用力把牙线压进牙缝，缓慢地拉动，清洁牙齿的两侧以及牙龈深处的牙缝，这些部位都是平日刷牙时牙刷毛够不到的地方，使用牙线时能够有效地清除牙缝间的食物嵌塞，避免细菌的滋生，所以使用牙线对刷牙是一个补充。此外，牙线还有按摩牙龈的作用，所以对

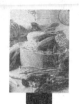

牙周炎等疾病具有治疗作用，使牙龈保持健康，是医生极力推荐人们使用的护牙用品。

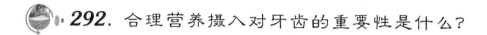

292. 合理营养摄入对牙齿的重要性是什么？

合理的营养摄入也是口腔保健的重要手段。少年儿童时期正是牙齿生长发育的阶段，牙齿生长需要保证营养的供给，所以首先是不要偏食，避免营养摄入的不全面。牙齿生长进行钙化，需要多吃含钙高的食物，这不仅对牙齿有好处，更重要的是对骨骼的发育有帮助，像动物的肝脏、软骨以及牛奶等都是提供钙类很好的来源。还有一类叫做维生素的物质，它们是我们人体自己不能合成的，需要从食物中得到。虽然它们在体内的含量很少，但是却能发挥极大的作用。其中维生素 C 与牙齿的关系很密切。因为我们的牙龈中血管很丰富，缺乏维生素 C 可以引起坏血病和血管的脆裂，导致牙龈出血，牙龈增生。牙龈此时会像长了瘤子一样又红又肿又疼，严重了还会引起牙齿的松动脱落。其实维生素 C 就在我们身边，像小朋友们爱吃的各种水果，如橘子、橙子等，其中都含有丰富的维生素 C，此外多吃蔬菜也可以获得大量的维生素 C。

293. 什么是叩齿？有什么作用？

常见一些老人虽然上了年纪，可是牙齿仍然很坚固，一问才知道他们每天都有叩齿的习惯。叩齿就是空口咬牙，《抱朴子》认为："牢齿之法，晨起叩齿三百下为良。"《云笈七签》则认为："叩齿之多少，不必须叩三十过也。"其他养生论述各有出入，总之，叩齿每日早晚各做一次，每次叩齿数目多少不拘，可因人而异。叩齿的力量也不求一律，可根据牙齿的健康程度，量力而行。但必须持之以恒，从不间断，方可见成效。有一种说法叫"叩齿三十六"，就是每天早

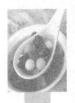

晚起床睡觉前叩齿三十六下，同时将产生的口水咽下，从小坚持一直到老，可以使牙齿坚固，不生牙病，相传这还是达摩祖师传下来的方法。现代科学认为叩齿能兴奋牙体和牙周组织的神经、血管和细胞，促进了牙体和牙周组织的血液循环，增强其抗病能力。

294. 叩齿与咀嚼有何区别？

叩齿主要目的是健齿、固齿，属于保健性质；咀嚼主要目的是利用牙齿将食物研碎，属于生理功能。如果不正确使用牙齿和（或）使用过大力量，就会造成牙齿损伤，如咬瓶盖、咬筷子等。叩齿与咀嚼的区别主要有以下两点。

（1）力量不同：叩齿是轻微的力量，叩齿震动牙根周围的组织，有利于提高牙根抵抗疾病的能力。咀嚼力量可大可小，与咀嚼的食物种类、软硬度有关。

（2）作用效果不同：叩齿效果是健齿、固齿，减少疾病发生，具有预防效果。咀嚼不具有叩齿效果，如果长期使用一侧牙齿咀嚼可产生殆创伤，使该侧牙周组织损伤。

295. 什么情况不宜叩齿？

有些医家认为，叩齿法对已患牙病者可能不合适，主要是叩击力大，恐有损伤牙齿。如明代杰出的医学家张介宾在《景岳全书》中介绍了他亲自实践的护齿、健齿经验："古有晨昏叩齿之说，虽亦可行，然而谷谷震动，终非尽善之道。余每因劳因酒，亦尝觉齿有浮突之意，则但轻轻咬实，务令渐咬渐齐，或日行一二次，或二三次，而根自固矣。又凡欲小解时必先咬定牙根而后解。则肾气亦赖以摄，非但固精，亦能坚齿，故余年逾古稀，而齿无一损，亦大得此二方之力。"张氏提出的咬齿，可视为叩齿法的一个轻量级的改变方法，是用力刺

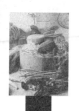
激的程度不同而已。叩齿与咬齿，都属于牙齿的自我按摩运动。张介宾通过自己亲身实践，提出牙齿保健经验，值得重视。

 296. 如何正确使用牙签？

牙签是人们常用的保持口腔卫生不可缺少的工具，但应懂得如何正确使用它，否则会造成不必要的麻烦。

首先，使用牙签应该选择质量较好并有一定弹性和韧性的，牙签的尖头应该光滑没有毛刺。用时先将牙签尖端放在要剔的牙面上，然后顺着牙面慢慢插入两牙间，轻轻将食物剔出。注意用力不宜过猛，以免刺伤牙龈组织或使牙签折断在牙缝间。

其次，使用牙签时不要说话，不要张口过大或仰卧床头使用牙签，以免牙签落入气管中造成危险。